Aus der Universitäts-Augenklinik Tübingen
Abteilung Augenheilkunde II
Ärztlicher Direktor Professor Dr. E. Zrenner
Sektion für Visuelle Sensorik
Leiter: Professor Dr. M. Fahle

Parallelverarbeitung von Leuchtdichte und Interaktion mit Orientierung.

Inaugural-Dissertation
zur Erlangung des Doktorgrades
der Medizin

der Medizinischen Fakultät
der Eberhard-Karls-Universität
zu Tübingen

vorgelegt von
Alexandra Justina Grodon
aus
Laurahütte/Oberschlesien
1999

Dekan:	Professor Dr. E. Zrenner
1. Berichterstatter:	Professor Dr. M. Fahle
2. Berichterstatter:	Privatdozent Dr. K. Gegenfurtner

ALEXANDRA GRODON

PARALLELVERARBEITUNG VON LEUCHTDICHTE UND INTERAKTION MIT ORIENTIERUNG

ibidem-Verlag
Stuttgart

Die Deutsche Bibliothek - CIP-Einheitsaufnahme:

Grodon, Alexandra:
Parallelverarbeitung von Leuchtdichte und Interaktion mit Orientierung / Alexandra Grodon. - Stuttgart : Ibidem-Verl., 1999
Zugl.: Tübingen, Univ., Diss., 1999
ISBN 3-932602-68-4

∞

Gedruckt auf alterungsbeständigem, säurefreien Papier
Printed on acid-free paper

ISBN: 3-932602-68-4

Printed in Germany

Inhaltsverzeichnis

1 Einleitung

"Für die Kenntnis der Natur ist der Mensch ein Zögling des Auges. Nur das Sehen führt uns über die Oberfläche der Erde hinaus zu den Gestirnen und auch auf der Erde führt dieser Sinn uns die meisten Anschauungen aus den größten Entfernungen mit der größten Leichtigkeit der Auffassung zu... Der Sehende faßt das ganze Leben der Natur um sich her durch Licht und Farbe, das Auge ist unser Weltsinn."

Treffend beschreibt der Jenaer Philosoph und Physiker J. F. Fries[1] [65] im Jahre 1818 die herausragende Bedeutung des Gesichtssinnes für den Menschen. Zum Verständnis der komplexen visuellen Verarbeitung soll diese Arbeit beitragen. Es wurden hierfür psychophysische Experimente, deren Ziel die Untersuchung der Modalitäten Leuchtdichte und Linienorientierung war, durchgeführt und gedeutet.

1.1 Projektionen der Retina

Das verkleinerte, seitenverkehrte und auf dem Kopf stehende Bild unserer Umwelt wird auf der Retina abgebildet. In den Sehsinneszellen der Retina, Zapfen und Stäbchen, werden die Lichtintensitäten und verschiedenen Wellenlängen des Lichtes in Nervensignale umkodiert und durch die Fasern des Nervus opticus weitergeleitet. Entwicklungsgeschichtlich ist der Nervus opticus, wie die Retina selbst, ein Teil des Gehirns. Er vereinigt sich mit dem Nervus opticus der Gegenseite im Chiasma opticum, wo nur die Fasern der nasalen Netzhauthälften bzw. der temporalen Gesichtsfeldhälften auf die jeweils kontralaterale Seite kreuzen. Der an das Chiasma anschließende Tractus opticus projiziert zu drei subcorticalen Zielen. Die Informationen zur Steuerung der Augenbewegungen werden überwiegend zum Colliculus superior, diejenigen, die für die Pupillenreflexe verantwortlich sind, zur prätektalen Region des Mittelhirns weitergeleitet. Die visuellen Informationen, die für die Wahrnehmung eine Rolle spielen, werden zum Corpus geniculatum laterale (CGL) des Thalamus projiziert. Von CGL setzt sich die Sehbahn als Sehstrahlung breit gefächert bis in die primäre Sehrinde fort.

Die primäre Sehrinde (Area striata) liegt in der Wand des Sulcus calcarinus und bildet auch den Okzipitalpol des Gehirns. Als primärer Endigungsort der Sehbahn ist die Area striata für die erste corticale Verarbeitung der visuellen Impulse der kontralateralen Gesichtsfeldhälfte beider Augen verantwortlich. Die sekundäre Sehrinde umrundet die primäre Sehrinde hufeisenförmig und ist für die Interpretation der in der Area striata ankommenden visuellen Impulse im Sinne eines erkennenden Zuordnens zuständig [64].

[1]Jackob Friedrich Fries (1773-1843), Philosoph, Professor der Universitäten Jena und Heidelberg.

1.2 Organisation des visuellen Systems

Die visuelle Information über Tiefe und Form, Bewegung und Farbe von Objekten wird nicht durch ein einzelnes, hierarchisch organisiertes System, sondern durch mindestens drei Bahnen im Gehirn verarbeitet, die ausgeprägte Interaktionen aufweisen. Die funktionelle Trennung der verschiedenen Bildaspekte beginnt schon in der Retina, die zwei Ganglienzelltypen von unterschiedlicher Größen enthält: große Zellen (magnozellulärer oder M-Typ) und kleine Zellen (parvozellulärer oder P-Typ). Diese Zelltypen leiten ihre Informationen an verschiedene Schichten des CGL und dann in unterschiedliche Cortex-Bereiche. Die M-Zellen entsenden ihre Verbindungen zu den magnozellulären Schichten des CGL, die P-Zellen dagegen zu den parvozellulären Schichten. Diese zwei Zellgruppen sind der Ausgangspunkt dreier Hauptbahnen der visuellen Verarbeitung. Die erste Bahn (siehe auch [38]), die aus Zellen der parvozellulären Schichten des CGL stammt - die *parvozelluläre-Blob-Bahn* - ist insbesondere für die Wahrnehmung der Farbe zuständig und hat synaptische Verbindungen mit Zellen in den Blobs der oberflächlichen Schichten von V1. Von dort führt sie weiter zu Area V2 und dann in die Area V4, die viele farbempfindliche Zellen enthält. Diese Bahn endet im inferior-temporalen Cortex, wo Form- und Farbinformationen verarbeitet werden.

Die zweite Bahn, die ihren Ausgangspunkt in den parvozellulären Schichten des CGL hat - die *parvozelluläre-Interblob-Bahn* - ist vor allem für die Wahrnehmung von Formen verantwortlich und reagiert z. B. auf Umrisse und Orientierung von Linien. Sie endet in den tiefen Schichten von V1, besitzt aber Projektionen in den inferior-temporalen Cortex. Diese Bahn befaßt sich damit, *was* wahrgenommen wird.

Die dritte Bahn ist auf die Identifizierung von Bewegungen und räumlichen Beziehungen spezialisiert. Sie geht von den magnozellulären Schichten des CGL aus durch die Inter-Blob-Regionen von V1, zu den dicken Streifen von V2 und dann bis zur Area V5 (MT). Diese Bahn ist für die Frage zuständig, *wo* sich Objekte befinden.

Zur Organisation des visuellen Systems hat Treisman [75] eine Modellvorstellung entwickelt, wonach verschiedene Objekteigenschaften in verschiedenen *Merkmalskarten* (*feature maps*) in unterschiedlichen Hirnarealen kodiert werden. Die Frage nach der Verbindung der Modalitäten beantwortet Treisman, indem sie das Vorhandensein einer *Positionskarte* (*master map, saliency map*) postuliert, die Signale aus allen Merkmalskarten erhält. Außerdem wird angenommen, daß die verschiedenen Bahnen zahlreiche Interaktionen auf vielen Ebenen aufweisen.

1.3 Visuelle Areale des Cortex

Die Axone der Ganglienzellen der linken und rechten Hemiretinae projizieren in geordneter Weise in das jeweils ipsilaterale Corpus geniculatum laterale (CGL) des

Thalamus. Das CGL seinerseits projiziert in die ipsilaterale V1 Region. Als Ergebnis dieser Projektionen enthält V1 eine vollständige Karte der ipsilateralen Retinahälften [70]. Von V1 gelangen die Impulse zu weiteren *extrastriären* Hirngebieten, die übergeordnete visuelle Felder darstellen und ebenfalls (z. T. vollständige) Repräsentationen der Retina enthalten [1]. Diese extrastriären Gebiete verarbeiten spezielle Aspekte der visuellen Information. So ist z. B. die Area V4 für die Verarbeitung der Farbe und der Orientierung von Kanten verantwortlich, während in der Area V5 haupsächlich die Verarbeitung von Bewegung stattfindet [87]. Es findet also eine analytische Zerlegung von Reizen in deren Einzelmerkmale statt. Die Verarbeitung dieser Einzelmerkmale übernehmen spezialisierte Neuronenpopulationen, die anatomisch in bestimmten Hirnarealen gruppiert sind. Diese Aussagen werden durch neuro-physiologische Experimente von Zeki [87] untermauert, sowie durch Beobachtungen, daß bei Patienten mit erworbenen begrenzten Hirnläsionen eine selektive Beeinträchtigung der Wahrnehmung eines Einzelmerkmals des Reizes vorliegt, wie z. B. der Farbwahrnehmung (*zentrale Achromatopsie*) [11], der Leuchtdichtewahrnehmung [62] oder der Bewegungswahrnehmung (*zentrale Akinetopsie*) [6, 89]. Die Abbildung 1 zeigt grob schematisch die visuellen Verarbeitungsbahnen und die zugehörigen Hirnareale (modifiziert nach [14, 38]).

Neuere Untersuchungen von Gegenfurtner et al. [24] zeigen dagegen, daß beim Affen die einzelnen Zellen in V2 keine totale Selektivität für eine bestimmte Modalität aufweisen, sondern daß die Zellen durch mehrere Modalitäten gereizt werden können.

1.3.1 Anatomische Korrelate der visuellen Bahnen

Wenn man bei Affen die Regionen V1 und V2 mit Cytochromoxidase einfärbt, einem Farbstoff, der Zellen mit besonders hoher Stoffwechselaktivität darstellt, repräsentieren die stark angefärbten Regionen in den Schichten 2 und 3 von V1 die sogenannten *Blobs* [8, 30, 31, 32, 44, 73]. Sie bilden ein sich wiederholendes Mosaikmuster aus stäbchenartigen Strukturen mit einem Durchmesser von ca. 0,2 mm. Diese Strukturen sind durch blasse Regionen, die sogenannten *Interblob-Regionen*, voneinander getrennt. In V2 gibt es zwei Typen dunkler Streifen der stark angefärbten Regionen: *dicke* und *dünne* Streifen. Diese werden durch blasse *Interstreifen* voneinander getrennt [16, 73]. Die Blobs in V1 enthalten Neurone, die wellenlängen-, aber nicht orientierungsspezifisch reagieren. Sie reagieren auf niedrige räumliche Frequenzen [44]. Die Blobs erhalten direkte Projektionen von den P-Zellen des CGL [47] und projizieren ihrerseits in die dünnen Streifen von V2. Von der Area V2 verlaufen die Fasern nach V4, wo sich große Ansammlungen farbselektiver Zellen befinden. Es gibt auch direkte Projektionen der Blobs nach V4. Von V4 verlaufen Fasern

P-B-Bahn	P-I-Bahn	M-Bahn
Retina	**Retina**	**Retina**
P-Ganglienzellen	P-Ganglienzellen	M-Ganglienzellen
⇓	⇓	⇓
CGL	**CGL**	**CGL**
parvozelluläre Schicht	parvozelluläre Schicht	magnozelluläre Schicht
⇓	⇓	⇓
V1	**V1**	**V1**
Laminae 2, 3, Blobs	Laminae 2, 3, Interblobs	Laminae 4Cα, 4B, 6
⇓	⇓	⇓
V2	**V2**	**V2**
dünne Streifen	blasse Streifen	dicke Streifen
⇓	⇓	⇓
V4	**V4**	**V3**
⇓	⇓	⇓
inferotemporale Areale	inferotemporale Areale	**V5**
		⇓
		parietale Areale

Tabelle 1: *Grobe Einteilung der visuellen Verarbeitungsbahnen.*

zum inferior-temporalen Cortex, in dem Farb- und Forminformationen verarbeitet werden [14].

Die Inter-Blob-Region von V1, die im Gegensatz zur Blob-Region Zellen enthält, die orientierungs-, aber nicht wellenlängenspezifisch reagieren, erhält ihre Afferenzen von den P-Zellen des CGL [47]. Die Efferenzen führen über die blassen Zwischenstreifen von V2 nach V4. Von dort verlaufen die Fasern, wie die der Blob-Region, zum inferior-temporalen Cortex. Die Parvo-Inter-Blob-Bahn enthält auch Informationen aus der magnozellulären Bahn [88].

Die Axone der M-Zellen des CGL projizieren in die Schicht 4Cα von V1. Diese entsendet ihrerseits Fasern nach 4B von V1, dessen Zellen orientierungsspezifisch sind [47]. Zellgruppen in 4B von V1 haben direkte bzw. indirekte Verbindungen, mit zwischengeschalteten orientierungsspezifischen dicken Streifen von V2, mit V5 und V3 [14, 68]. In V5 und V3 werden also Tiefen- und Bewegungsinformationen verarbeitet. Weiterhin gibt es Verbindungen von V5 zu anderen parietalen Cortexregionen, die die visuell-räumlichen Informationen der Umwelt verarbeiten.

In zahlreichen Versuchen wurde gezeigt, daß es ausgeprägte Interaktionen zwischen den wichtigen visuellen Verarbeitungsbahnen auf nahezu allen corticalen Ebenen gibt. Außerdem existieren Verbindungen von höheren zu niedrigeren Ebenen, sowohl innerhalb als auch zwischen den Bahnen [14, 21].

Die Integration von Einzelaspekten zu einem Gesamtbild ist deshalb wahrscheinlich ein mehrstufiger Prozeß und nicht die Einzelleistung eines übergeordneten zentralen Areals.

Der sehr interessanten und wichtigen Frage nach Interaktionen bei der Verarbeitung verschiedener Modalitäten wurde im Versuchsteil *Interaktion* 2.11.2 nachgegangen. Die Interaktion zwischen den Modalitäten Leuchtdichte und Orientierung wurde in zwei Versuchsreihen untersucht. In der ersten Versuchsreihe, in den *Kombinations-Versuchen*, sollte die Frage beantwortet werden, ob die Kombination der Modalität Orientierung mit der Modalität Leuchtdichte bei der Ausprägung des Zielelementes die Detektion der Leuchtdichte verbessert. Als Zielelement wurde ein Element definiert, das sich in der gesuchten Modalität: Leuchtdichte (oder in zwei Modalitäten: Leuchtdichte und Orientierung) von den restlichen Reizelementen unterscheidet und von der Versuchsperson gesucht werden sollte (*target element*). Alle anderen Elemente wurden als Ablenkelemente bezeichnet.

In der zweiten Versuchsreihe, d. h. den *Störelement-Versuchen*, wurde die Ausprägung der Modalität Orientierung an einem der *Ablenkelemente* verändert und es wurde untersucht, ob dieses Ablenkelement, das als *Störelement* bezeichnet wurde, da es eine andere Orientierung aufwies als alle anderen Ablenkelemente, die Wahrnehmung eines Leuchtdichte-Zielelementes verschlechtert. Mit Hilfe dieser Versuchsreihen sollte analysiert werden, ob die Interaktionen zwischen den Modalitäten Leuchtdichte und Orientierung schon in frühen Stadien der visuellen Verarbeitung oder erst auf späteren Stufen stattfinden.

1.4 Parallele und serielle Reizverarbeitung

Unser visuelles System detektiert und verarbeitet eine immense Fülle visueller Informationen. Um diese Aufgabe bewerkstelligen zu können, ist es erforderlich, die sich wiederholenden und für den Bildaufbau nicht unbedingt notwendigen Informationen zu eliminieren, dafür aber alle wichtigen Informationen möglichst schnell weiterzuleiten. Julesz [36] sowie Treisman & Gormican [76] postulierten, daß es im visuellen System Detektoren gibt, die für die Wahrnehmung bestimmter wichtiger Reizqualitäten (*salient features*) zuständig sind. Zu diesen Reizqualitäten zählen: Farbe [35, 51], Orientierung [36, 74, 75, 76], Bewegung [15, 25, 52, 53, 54, 56], Linienendungen oder -kreuzungen [36, 37], Linienverschiebungen, -krümmungen, -neigungen [19], räumliche Tiefe [52] und Leuchtdichte [55]. Das Vorhandensein dieser Detektoren ermöglicht eine simultane Analyse von Merkmalen an verschiedenen Orten des Gesichtsfeldes [36, 76]. Diese Art der visuellen Verarbeitung wird als *parallele Detektion* bezeichnet.

Es wird angenommen, daß die Reizqualitäten, die parallel detektiert werden, die *elementaren Bausteine* des visuellen Systems, von Julesz als *Textons* bezeichnet, darstellen [35, 36]. Nach dieser Vorstellung sollte die Kenntnis all dieser Bausteine zum Verständnis des Aufbaus des visuellen Systems beitragen. Die Detektion der

Reizqualitäten, die nicht gleichzeitig an mehreren Gesichtsfeldorten wahrgenommen werden können und für die daher ein schrittweises Absuchen erforderlich ist, nennt man *serielle Reizverarbeitung.* Olson & Attneave [58], Treisman & Gormican [76] und Fahle [18] sind der Ansicht, daß es eher einen graduellen Übergang als eine scharfe Grenze zwischen *paralleler* und *serieller* Detektion gibt. Dieser wird als *semi-parallele Detektion* bezeichnet.

Es konnte gezeigt werden, daß die Ähnlichkeit zwischen dem Zielelement und den Ablenkelementen [17, 49, 51, 57], oder die Ähnlichkeit bzw. Verschiedenheit der Ablenkelemente untereinander [17], für die Art der Suche von Bedeutung sind. Beste Suchleistungen wurden bei einem großen Zielelement-Ablenkelement-Kontrast und bei homogenen Ablenkelementen nachgewiesen [17, 82].

Da es bekannt ist, daß die Suche nach einem *Zielelement,* das sich in seiner Leuchtdichte von allen anderen *gleichhellen Ablenkelementen* unterscheidet, parallel verläuft [55], stellte sich die Frage, wie die Wahrnehmung eines *Leuchtdichteunterschieds* unter *unterschiedlich hellen Ablenkelementen,* die einen *Gradienten* bilden, verläuft. In dieser Versuchsreihe wurden den Versuchspersonen Ablenkelemente dargeboten, die im Gegensatz zu den Ablenkelementen der Interaktionsversuche unterschiedliche Leuchtdichten aufwiesen. Diese Leuchtdichten waren in einem *Gradienten* angeordnet, d. h. die Leuchtdichte der Ablenkelemente stieg von einem Element zum nächsten an, wobei sie sich innerhalb eines Elementes nicht änderte. Subjektiv wurden diese Leuchtdichteunterschiede zwischen den Ablenkelementen als gleich groß empfunden. Man konnte deshalb von *subjektiv* gleich großen *Helligkeitsunterschieden* sprechen. Diese werden als *Gradientenschritte* bezeichnet. Die Aufgabe der Versuchsperson in den Gradienten-Versuchen bestand darin, den *besonders großen Schritt* (Helligkeitsunterschied), der als *Sprung* bezeichnet wurde, zu finden. Es gab also in diesen Versuchen kein einzelnes Zielelement, das gefunden werden sollte, wie es in den Interaktionsaufgaben der Fall war. Es sollte dagegen der größte Helligkeitsunterschied (*Sprung*) zwischen zwei Elementen unter anderen subjektiv gleich großen Helligkeitsunterschieden (*Schritten*) gefunden werden.

1.5 Psychophysik

In der Psychophysik wird die Beziehung zwischen den physikalischen Eigenschaften eines Reizes und den Merkmalen der zugehörigen Wahrnehmung untersucht. Sie wird z. B. zur Erforschung der Hirnfunktionen des Menschen eingesetzt. Man geht davon aus, daß allen sensorischen Prozessen drei Komponenten gemeinsam sind:

1. ein physikalischer Stimulus;

2. eine Ereignisfolge, durch die der Stimulus in ein Signal aus Nervenimpulsen übersetzt wird (Transduktion);

3. eine Reaktion auf das Signal, meist in Form einer Wahrnehmung oder einer internen Repräsentation der Empfindungen.

Es wird also versucht, den Zusammenhang zwischen einem objektiv meßbaren Reiz und einer subjektiven Empfindung zu quantifizieren: dies ist möglich durch Bestimmung von Schwellen, da adäquate Reize eine gewisse Intensität aufweisen müssen, um überhaupt empfunden zu werden. Man spricht in solchem Fall von *Absolutschwellen.* Oberhalb dieser Absolutschwelle, also im überschwelligen Bereich, wächst die Empfindungsstärke mit zunehmender Reizstärke. Die Empfindungen variieren zwischen gerade noch merklichen und maximalen (u.U. schmerzhaften) Erlebnissen. Es stellt sich die Frage, inwieweit Intensitätsunterschiede der Empfindungen erfaßt werden, d. h. wie hoch die Auflösung im Intensitätsbereich ist. Um sie zu beantworten, wird untersucht, um welchen Betrag ein Reiz stärker sein muß als ein Vergleichsreiz der gleichen Submodalität, damit ein Unterschied gerade merkbar ist. Diesen Reizstärkenunterschied bezeichnet man als *Unterschiedsschwelle.* In den hier beschriebenen Versuchen wurden ausschließlich Unterschiedsschwellen bestimmt. Die Ausprägung des Zielelementes bzw. des Sprungs, bei der die Versuchsperson 75% richtige Antworten lieferte, wurde als *Schwelle* definiert. Die unterschwelligen Reizausprägungen wurden anhand der psychometrischen Funktion (siehe Kapitel 2.6) berechnet.

1.6 Das Weber-Fechner'sche Gesetz

Die Psychophysik ist eng mit den Namen Gustav Theodor Fechner[2] und Ernst Heinrich Weber[3] verbunden. Durch zahlreiche Experimente in verschiedenen Sinnesbereichen kam E. H. Weber [5, 63] zu der Hypothese, daß der Zuwachs eines Reizes, der eine eben merkliche Unterscheidbarkeit der Empfindung bewirkt, stets den gleichen Bruchteil der Größe des Anfangsreizes beträgt. Allerdings hat die Hypothese ihre Gültigkeit nur im Bereich der mittleren Intensitäten. Vom Weberschen Gesetz ausgehend fand Fechner [20, 63], daß die Stärke einer Sinnesempfindung proportional dem Logarithmus der Reizstärke ist und faßte diese Erkenntnis in dem *psychophysischen Gesetz* zusammen:

$$\boxed{\phi = k * log \frac{R}{R_0}}$$

ϕ Empfindungsstärke
R Reizstärke
R_0 Reizstärke an der Absolutschwelle
k Proportionalitätsfaktor

[2]Gustav Theodor Fechner (1801-1887), Arzt und Physiker aus Leipzig.
[3]Ernst Heinrich Weber (1795-1878), Anatom und Physiologe aus Leipzig.

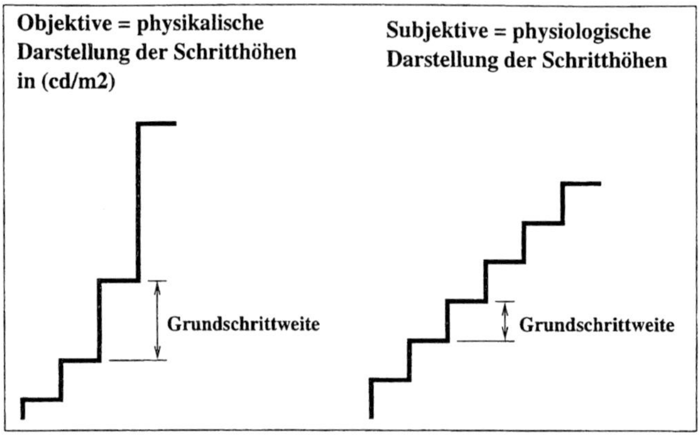

Abbildung 1: *Darstellung der Schritthöhen in Darbietungen mit einem Leuchtdichte-Gradienten. Links wurden die physikalischen Schritthöhen dargestellt. Rechts gibt es eine Darstellung der Schritthöhen nach subjektivem Empfinden. Die Schritthöhe an der Referenzleuchtdichte wird als Grundschrittweite bezeichnet.*

In den hier beschriebenen Versuchen wurden die Gesetze von E. H. Weber und G. T. Fechner berücksichtigt und es wurde bei den Gradienten-Sprung-Experimenten eine logarithmische Kennlinie einprogrammiert, so daß die Schritthöhe objektiv (in $\frac{cd}{m^2}$) im Bereich hoher Leuchtdichte größer war als im Bereich niedriger Leuchtdichte. Subjektiv wurde die Schritthöhe überall als gleich groß empfunden.
Die Abbildung 1 zeigt schematisch die Gradienten-Schritthöhen in der objektiven und subjektiven Darstellung.

1.7 Fragestellung

In dieser Studie sollten mit Hilfe der Psychophysik des Sehens folgende Fragen beantwortet werden:

1.7.1 Versuchsteil 1: Interaktion

Der erste Versuchsteil sollte klären, ob und in welchem Ausmaß unterschwellige Reizausprägungen der Modalität Orientierung die Detektion der Modalität Leuchtdichte verbessern können, wenn sie mit diesen kombiniert dargeboten werden (*Kombinations-Versuche*).

Außerdem sollte der Frage nachgegangen werden, ob ein Orientierungs-Störelement, das sich an einer beliebigen Stelle unter den Ablenkelementen befindet, die

Leuchtdichte-Zielelement-Detektion negativ beeinflußt (*Störelement-Versuche*).

1.7.2 Versuchsteil 2: Gradientenwahrnehmung

Der Mensch ist imstande, *deutliche* Leuchtdichteunterschiede auf einem homogenen Hintergrund schnell zu erkennen, und zwar unabhängig von der Anzahl der dargebotenen Hintergrund-Elemente (Ablenkelemente). Diese Fähigkeit wird als *parallele* Reizverarbeitung bezeichnet. Im zweiten Versuchsteil sollte die Frage beantwortet werden, ob Leuchtdichteunterschiede auch bei Darbietung *inhomogener* Ablenkelemente, die einem *Helligkeitsgradienten* entsprechen, d. h. in einer diskontinuierlich von einem Element zum nächsten steigenden Leuchtdichte, auch weiterhin parallel verarbeitet werden. Außerdem sollte untersucht werden, ob der zu erkennende größere Leuchtdichteunterschied (*Sprung*) von den einzelnen kleinen Leuchtdichteunterschieden (*Schritten*) zwischen den Ablenkelementen abhängig ist.

2 Methodik

2.1 Versuchsaufbau

Die Versuchspersonen saßen in einem Abstand von fünf Metern vor dem Monitor. Die Leuchtdichte über dem Monitor betrug 0,25 $\frac{cd}{m^2}$ und blieb während der Versuche konstant. Es wurde streng darauf geachtet, daß die Beleuchtung des Monitors überall gleichmäßig war und daß keine Spiegelungen auftraten. Die Leuchtdichte der Referenzreizelemente wurde mit dem Leuchtdichtemeßgerät der Marke Minolta[4] an allen Positionen gemessen und betrug 15 $\frac{cd}{m^2} \pm 0{,}2 \frac{cd}{m^2}$ unabhängig von der Position der Reizelemente auf dem imaginären Kreisbogen. Hatte sich die Versuchsperson entschieden, ob in der Darbietung ein Zielelement bzw. Sprung vorhanden war, drückte sie auf einen der beiden Antwortknöpfe. Das Bild erlosch und innerhalb einer Sekunde wurde ein neues Bild auf dem Monitor aufgebaut.

2.1.1 Computer

Alle Versuche wurden auf einer Silicon Graphics Workstation Indigo XS 24 durchgeführt. Die Reize erschienen auf dem 21 Zoll Farbmonitor mit der Bildwiederholungsfrequenz von 72 Hz und der Auflösung von 1280*1024 Pixel. Die Farbtiefe betrug 24 bit. Es wurden folgende Bildschirmeinstellungen gewählt: Kontrast maximal und Intensität maximal.

2.1.2 Bildschirmaufbau

Der Bildschirmaufbau war bei allen Versuchen grundsätzlich gleich. Auf einem schwarzen Hintergrund erschienen die rechteckigen, zueinander parallelen, senkrecht ausgerichteten Reizelemente entlang eines imaginären Kreisbogens um einen im Mittelpunkt liegenden Fixierpunkt. Der Fixierpunkt hatte einen Durchmesser von zwei Winkelminuten. Der Radius des imaginären Kreises betrug 1 Winkelgrad, was sicherstellte, daß die Reize auf die Makula abgebildet wurden. Die Anzahl der rechteckigen Reizelemente, die eine Breite von 3 Winkelminuten und Höhe von 12 Winkelminuten hatten, wurde in den einzelnen Versuchen variiert, um die Abhängigkeit der Schwellen bzw. der Reaktionszeiten von der Objektanzahl zu bestimmen. Der Winkelabstand zwischen den Objekten entlang des imaginären Kreisbogens betrug 21 Winkelminuten. Um bei niedriger und hoher Objektanzahl einen konstanten Objektabstand zu gewährleisten, damit die Schwellen und Reaktionszeiten bei wechselnder Objektanzahl nicht von den sich ändernden Reizelemententfernungen beeinflußt werden, mußte eine Lücke eingefügt werden. Auf dem Bildschirm erschien diese immer unten; ihre Größe variierte mit der Objektanzahl. Die Reizelemente durften nicht zu nah nebeneinander liegen, damit die Meßergebnisse nicht durch

[4]MINOLTA, Crt Color Analyser, CA-100, Meßbereich: 0,2-999 $\frac{cd}{m^2}$.

den *Crowding-Effekt* [5] [4, 7, 80] beeinflußt werden. Bei der Wahl zu großer Reizelementabstände bestünde die Notwendigkeit, den Fixierpunkt-Reizelement-Abstand auch größer einzustellen, mit der Folge, daß die Reizelemente nicht mehr auf die Makula abgebildet werden könnten und somit die Schwellenbestimmung negativ beeinflußt würde.

Als zusätzlicher Größenparameter wurde die *maximale Variation der Objektgröße* eingeführt. Durch diesen Parameter sollte die subjektive Wahrnehmung, daß ein helleres Reizelement auch größer erscheint, weil es die anderen Reizelemente überstrahlt, maskiert werden. Diese Variation betrug 5%, wobei das Zielelement bei den *Interaktions-Versuchen* immer die gleiche Größe von 3 auf 12 Winkelminuten hatte und somit von zufällig errechneten kleineren, größeren und gleich großen Reizelementen umgeben war. Bei den *Gradienten-Versuchen*, in denen es kein *einzelnes Zielelement* gab, sondern einen *Helligkeitssprung*, der von den Versuchspersonen unter den *Helligkeitsschritten* gefunden werden sollte, wurde eine zufällige Größenverteilung der Reizelemente vorgenommen. Die Leuchtdichte der Referenzelemente (Ablenkelemente: bei den Interaktions-Versuchen) wurde auf 25% der maximal darstellbaren Leuchtdichte des Monitors. Die Ausmessung mit dem Leuchtdichtemeßgerät der Marke Minolta[6] ergab, daß diese Einstellung dem Wert von 15 $\frac{cd}{m^2}$ entsprach.

Die Reizelemente wurden 200 ms lang dargeboten. Bei den Schwellenmessungen folgte dem Reizmuster ohne zeitliche Verzögerung eine Maske, die die Nachbilder verdecken sollte. Die Maskenparameter sind in der Tabelle 2 aufgeführt.

Maskendauer	60 ms
Pause zwischen Hauptreiz und Maske	0 ms
Referenzleuchtdichte (RL) der Maske	20%, das entspricht 12 $\frac{cd}{m^2}$
Minimale Amplitude	1% (+20% RL), das entspricht 12,6 $\frac{cd}{m^2}$
Maximale Amplitude	50% (+20% RL), das entspricht 42 $\frac{cd}{m^2}$
Leuchtdichte der Störlinien	0 $\frac{cd}{m^2}$

Tabelle 2: *Die Maskenparameter.*

Die Maske bestand aus runden Elementen, welche an den Positionen der Reizelemente erschienen. Die Leuchtdichte wurde so gewählt, daß das hellste Maskenelement heller und das dunkelste dunkler als das hellste bzw. dunkelste Reizelement erschien. Die Leuchtdichte der Maskenelemente variierte zufällig im Bereich von 21% bis 70%, dies entspricht 12,6$\frac{cd}{m^2}$ bis 42$\frac{cd}{m^2}$. Damit auch die Orientierungsreize

[5]Crowding-Effekt: eine hohe Dichte an Reizen auf dem Bildschirm verursacht durch Wechselwirkungen zwischen ihnen schlechtere Wahrnehmungsleistungen.

[6]MINOLTA, Crt Color Analyser, CA-100, Meßbereich: 0,2-999 $\frac{cd}{m^2}$.

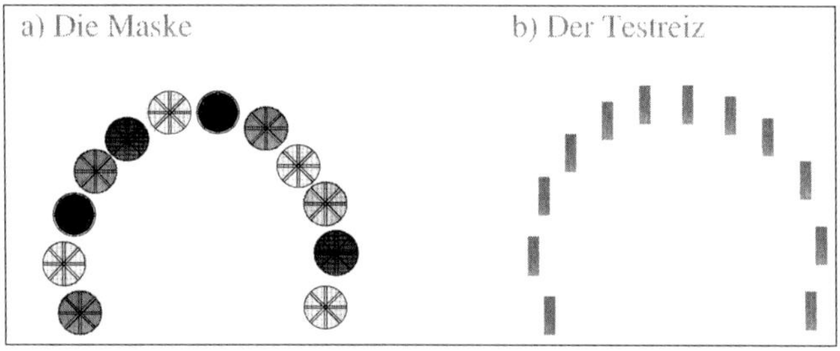

Abbildung 2: *In der Abb. a) ist die Maske dargestellt. Die einzelnen Maskenelemente sind rund und haben unterschiedliche Leuchtdichten. Damit auch die Orientierungs-Reize maskiert werden, beinhaltet jedes Maskenelement acht verschieden orientierte schwarze Linien. Die Abb. b) zeigt eine Testreizdarbietung.*

maskiert werden, wurden die Maskenelemente mit schwarzen Störlinien versehen, von denen sich jeweils zwei senkrechte, zwei waagerechte und vier schräg orientierte auf der Kreisfläche der Maskenelemente befanden.

2.2 Versuchsdurchführung

Ein Versuchsdurchgang zur Schwellenbestimmung beinhaltete 100 Darbietungen bei Leuchtdichte-, Kombinations-, Störelement- und Gradienten-Schwellenbestimmungen. 300 Darbietungen wurden bei den Orientierungsschwellenbestimmungen gezeigt. Die Dauer des Versuchsdurchgangs überschritt die 10-Minuten-Grenze nicht, sodaß eine Beeinträchtigung der Ergebnisse durch Ermüdung der Versuchsperson weitgehend ausgeschlossen werden konnte. Zwischen zwei aufeinanderfolgenden Versuchsblöcken wurden ca. zweiminütige Pausen eingelegt. In jedem Versuchsdurchgang erschienen Darbietungen *mit* und *ohne Zielelememt* (bei den Interaktions-Versuchen) bzw. *mit* und *ohne Sprung* (bei den Gradienten-Versuchen), randomisiert aber mit gleicher Häufigkeit. Die Versuchsperson mußte sich nach jeder Darbietung per Knopfdruck entscheiden, ob eine Darbietung *mit* oder *ohne Zielelement* bzw. *Sprung* auf dem Bildschirm erschienen war. Hatte die Versuchsperson sich falsch entschieden, erhielt sie programmgesteuert ein akustisches *Fehlersignal* (Feedback [29, 66]). Anhand des Antwortmusters der Versuchsperson wurde die Ausprägung des Zielelementes bzw. Sprungs durch die PEST-Strategie[7] (siehe Kapitel 2.5) gesteuert. Bei allen Schwellenmessungen betrug die Dauer der Reizdarbietung 200 ms, direkt danach erschien für 60

[7]Parameter Estimation by Sequential Testing.

ms eine Maske. Die nächste Reizdarbietung erfolgte 1 s nach der Antwort der Versuchsperson. Alle Schwellenmessungen wurden zweimal durchgeführt.

Bei den Reaktionszeitmessungen betrug die Darbietungszeit maximal 2 Sekunden. Hatte sich die Versuchsperson entschieden und den Knopf gedrückt, erlosch das Bild und innerhalb einer weiteren Sekunde wurde ein neues Bild auf dem Monitor dargeboten.

2.3 Interaktions-Versuche

Um die Ausgangswerte für die *Kombinations-Versuche* (siehe Kap. 2.3.4) zu erhalten, war es vorab notwendig, die Schwellen für die Leuchtdichte-Zielelement- (Kap. 2.3.1) und die Orientierungs-Zielelement-Wahrnehmung (Kap. 2.3.2) zu bestimmen. Die Ergebnisse der Orientierungs-Zielelement-Schwellenmessungen wurden auch für die Bestimmung der Ausprägung des Orientierungs-Störelementes in den Störelement-Versuchen (Kapitel 2.3.3) benötigt.

2.3.1 Leuchtdichte-Zielelement

Schwellenbestimmung. Bei Darbietungen ohne Zielelement hatten alle Reizelemente die gleiche Leuchtdichte, die sogenannte Referenzleuchtdichte von 15 $\frac{cd}{m^2}$. Dies entsprach der Programmeinstellung von 25% der maximal vom Monitor darstellbaren Leuchtdichte.

Bei Darbietungen mit Zielelement war eines der Reizelemente heller. Die Versuchsperson sollte nach jeder Reizdarbietung entscheiden, ob das hellere Reizelement, genannt *Zielelement*, in der Darbietung vorhanden war oder nicht. Die Leuchtdichte dieses Zielelementes wurde durch die PEST-Strategie [71] (siehe Kapitel 2.5) bestimmt. Zu Beginn des Versuchs hatte sie den Wert von 30% plus 25% Referenzleuchtdichte (dies entsprach 33$\frac{cd}{m^2}$) und änderte sich entsprechend dem Antwortverhalten der Versuchsperson, indem sie in Richtung der Schwelle der jeweiligen Versuchsperson wanderte. Prinzipiell wurde der Leuchtdichteunterschied zwischen dem Zielelement und den Referenzelementen, die man auch als *Ablenkelemente* bezeichnen kann, bei richtiger Antwort immer geringer, bis das Zielelement den Schwellenwert erreicht hatte.

In der Abb. 3 sind Leuchtdichte-Zielelement-Darbietungen *mit* und *ohne Zielelement* dargestellt.

Da das Programm die Schwellenwerte in Prozent der maximal darstellbaren Leuchtdichte des Monitors angab, war es notwendig, diese Prozent-Werte in $\frac{cd}{m^2}$-Werte umzurechnen. Dafür wurde eine Monitorkalibrierung mit Hilfe des Leuchtdichtemeßgerätes vorgenommen. Die Ergebnisse dieser Messungen sind in der Abbildung 4 dargestellt.

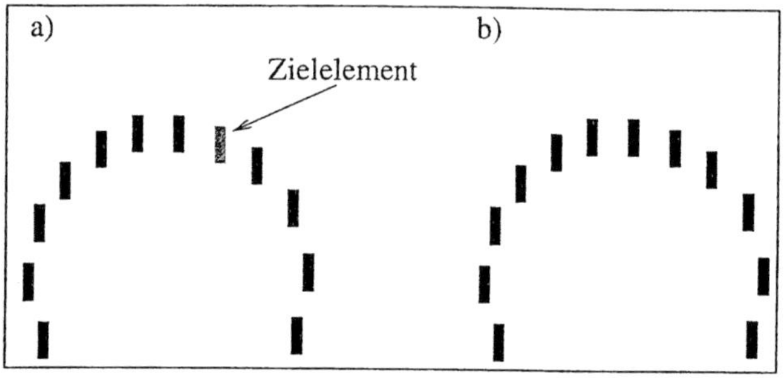

Abbildung 3: *Der Testreiz, der in der Abb. a) dargestellt ist, beinhaltet neben den Ablenkelementen ein Zielelement. Dieses hat eine höhere Leuchtdichte als die Ablenkelemente. Die Versuchsperson soll in den Leuchtdichte-Zielelement-Versuchen entscheiden, ob das Zielelement in der Darbietung vorhanden ist oder nicht. Die Abb. b) zeigt eine Darbietung ohne Zielelement. Alle Reizelemente haben die gleiche Leuchtdichte, - die Referenzleuchtdichte.*

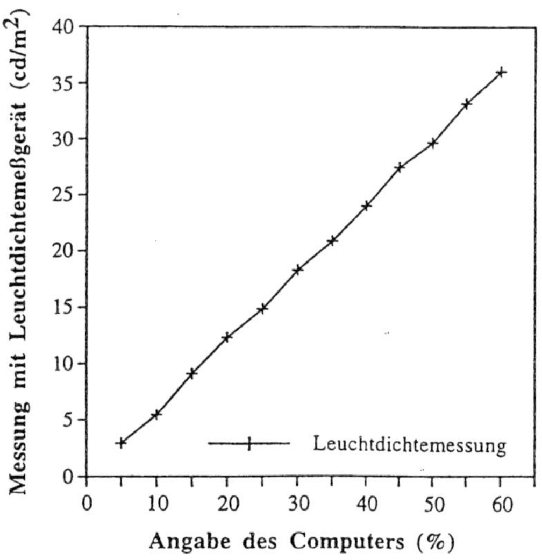

Abbildung 4: *Das Ergebnis der Monitorkalibrierung mit dem Leuchtdichtemeßgerät.*

Die Prozentangaben des Programms ließen sich mit folgender Formel in $\frac{cd}{m^2}$ Werte umrechnen: $y = 0,6 * x$, wobei y die Leuchtdichte in $\frac{cd}{m^2}$ und x die Prozentangabe des Programms darstellt.

Reaktionszeitmessung. Die Darbietungen ohne Zielelement entsprachen den Darbietungen, die im Abschnitt *Schwellenbestimmung* beschrieben wurden, nur daß die Darbietungsdauer auf maximal 2 Sekunden festgesetzt wurde. Der Reiz verschwand, sobald die Versuchsperson auf eine der beiden Maustasten drückte. Darbietungen mit Zielelement wurden so gestaltet, daß das Zielelement einen festen, leicht überschwelligen Leuchtdichtewert annahm.

2.3.2 Orientierungs-Zielelement

Schwellenbestimmung. Alle Reizelemente in diesen Versuchen hatten die gleiche Leuchtdichte von $15\frac{cd}{m^2}$. Bei Darbietungen ohne Zielelement waren alle Rechtecke senkrecht und parallel zueinander auf einem imaginären Kreis angeordnet, das heißt sie hatten die gleiche Orientierung.

Bei Darbietungen mit einem Zielelement war eines dieser Rechtecke um einen bestimmten Winkel aus der Vertikalen gekippt. Dieser Winkel wurde im Laufe der Schwellenmessung durch die PEST-Strategie verändert, so daß am Ende des Versuchs ein stabiler Wert für die Schwelle vorlag. Die Startorientierungsdifferenz des Zielelementes von der Vertikalen betrug 25 Grad. Die Versuchsperson sollte entscheiden, ob die Orientierung aller Reizelemente gleich war, oder ob ein Reizelement, das Zielelement, eine andere Orientierung aufwies. Die Abbildung 5 zeigt Beispiele der Darbietungen *mit* und *ohne Zielelement* bei den Orientierungs-Zielelement-Versuchen.

2.3.3 Störelement-Versuche

Wie die Abb. 6 zeigt, wird in Darbietungen *mit* und *ohne Zielelement* ein besonderes Ablenkelement - *das Störelement* - dargeboten, das sich von den anderen Ablenkelementen durch seine Orientierung unterscheidet. Die Ausprägung dieses Störelementes nimmt in einem Versuchsdurchgang bei allen 100 Darbietungen den gleichen Wert an. Sie wird aber in verschiedenen Durchgängen variiert. Die Ausprägung des Orientierungsunterschieds ist von der Orientierungs-Schwelle, die bei den im Kapitel 2.3.2 beschriebenen Versuchen gemessen wurde, abhängig. Die Versuchsperson sollte in diesen Versuchen entscheiden, ob das Leuchtdichte-Zielelement dargeboten wurde, dessen Ausprägung durch die PEST-Strategie bestimmt wird. Es sollte untersucht werden, ob das Orientierungs-Störelement die Suche nach dem Leuchtdichte-Zielelement negativ beeinflußt.

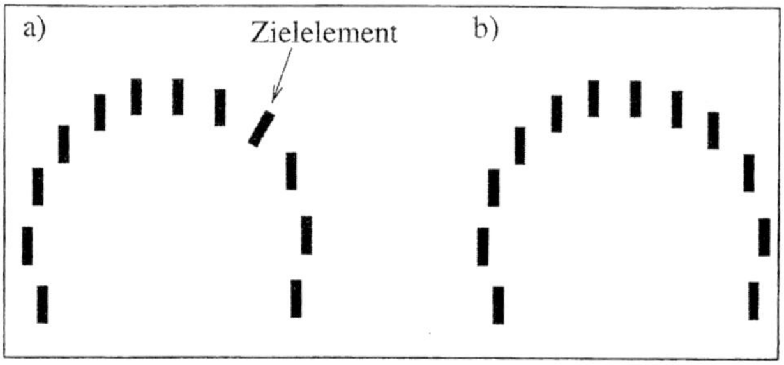

Abbildung 5: *Der Testreiz, der in der Abb. a) dargestellt wurde, beinhaltet neben den Ablenkelementen ein Zielelement. Dieses ist aus der Vertikalen um einen bestimmten Winkel gekippt. Alle Testreizelemente haben die gleiche Leuchtdichte, die Referenzleuchtdichte. Die Versuchsperson soll in den Orientierungs-Zielelement-Versuchen entscheiden, ob das Zielelement, d. h. das anders orientierte Reizelement, in der Darbietung vorhanden ist oder nicht. Die Abb. b) zeigt eine Darbietung ohne Zielelement. Alle Reizelemente haben die gleiche Orientierung. Sie liegen senkrecht.*

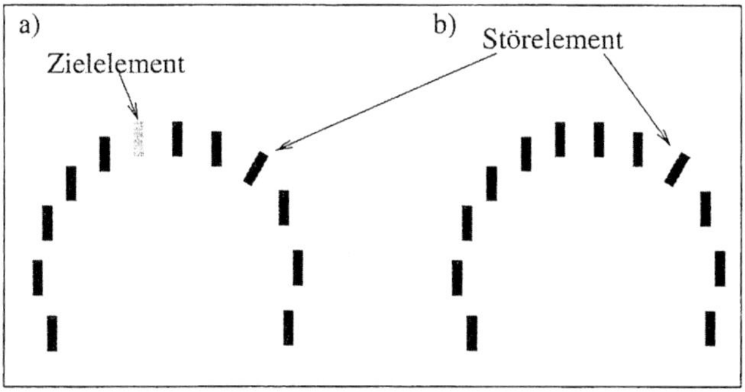

Abbildung 6: *In der Abb. b) ist eine Darbietung ohne Zielelement dargestellt. Alle Testreizelemente haben die gleiche Leuchtdichte. In dieser Darbietung ist ein Orientierungs-Störelement dargestellt. Dieses soll die Versuchsperson von der Wahrnehmung des Leuchtdichte-Zielelementes, das in der Abb. a) dargestellt wurde, ablenken. Die Versuchsperson soll in den Störelement-Versuchen entscheiden, ob ein Leuchtdichte-Zielelement vorhanden ist oder nicht.*

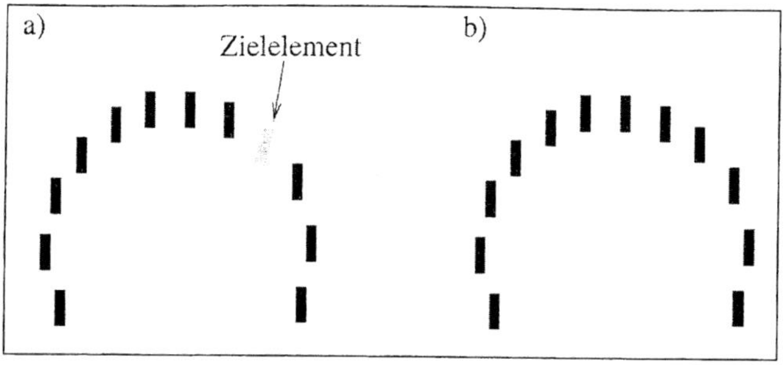

Abbildung 7: *Der Testreiz, der in der Abb. a) dargestellt ist, beinhaltet neben den Ablenkelementen ein Zielelement. Dieses hat eine höhere Leuchtdichte als die Ablenkelemente und ist zusätzlich um einen bestimmten unterschwelligen Winkel aus der Vertikalen gekippt. Das Zielelement differiert in der Ausprägung zweier Modalitäten von den Ablenkelementen. Die Versuchsperson soll in den Kombinations-Versuchen entscheiden, ob das Zielelement in der Darbietung vorhanden ist oder nicht. Die Abb. b) zeigt eine Darbietung ohne Zielelement. Alle Reizelemente haben die gleiche Leuchtdichte, die Referenzleuchtdichte.*

2.3.4 Kombinations-Versuche

Schwellenmessungen. Bei Darbietungen ohne Zielelement wurde der Reiz dargeboten, der schon in Kapitel 2.3.1 beschrieben wurde. Bei Darbietungen mit einem Zielelement wurde das durch den Leuchtdichteunterschied definierte Zielelement, dessen Ausprägung durch die PEST-Strategie bestimmt wurde, zusätzlich um einen bestimmten unterschwelligen Winkel aus der Vertikalen gekippt. Der unterschwellige Winkel nahm den Wert an, bei dem die Versuchsperson in den Orientierungs-Zielelement-Versuchen 57,5% bzw. 62,5% der Aufgaben richtig beantwortete (der Schwellenwert lag bei 75% richtiger Antworten). Das Zielelement unterschied sich also von den Ablenkelementen in der Ausprägung zweier Modalitäten. Die Versuchspersonen sollten sich entscheiden, ob in der Darbietung ein Zielelement vorhanden war oder nicht. Die Abb. 7 zeigt Beispiele für die Darbietungen *mit* und *ohne Zielelement.*

Prozent-Korrekt-Messungen. Bei diesen Messungen wurde ein fester Wert für die Ausprägung der jeweiligen Modalität eingestellt. Bei der Leuchtdichte entsprach dieser Wert der Schwelle, d. h. dem Wert, bei dem die Versuchsperson 75% richtige Antworten gab. Die Ausprägung des Orientierungs-Zielelements hatte den Wert, bei dem die Versuchsperson 57,5% bzw. 62,5% richtiger Antworten gab. Diese unterschwelligen Werte wurden anhand der psychometrischen Funktion aus den Daten der Schwellenmessungen berechnet. Bei den Kombinationsversuchen wurden die Leuchtdichte-Reize mit den unterschwelligen Orientierungs-Reizen kombiniert.

Die Reize erschienen für 200 ms auf dem Monitor. Danach mußte die Versuchsperson entscheiden, ob ein Zielelement, das sich immer in beiden Modalitäten von den Ablenkelementen unterschied, in der Darbietung vorhanden war oder nicht. Das Programm rechnete anschließend den *Prozent-Korrekt-Wert* aus.

2.4 Gradienten-Versuche

2.4.1 Schwellenmessungen

In dieser Versuchsreihe waren die einzelnen Ablenkelemente nicht gleich hell, sondern ihre Leuchtdichte änderte sich von einem Reizelement zum nächsten. Innerhalb eines Reizelementes blieb die Leuchtdichte jedoch konstant. Die Leuchtdichteunterschiede zwischen den Reizelementen wurden als *Schritte* bezeichnet. In der Hälfte der Darbietungen wurde zusätzlich zu den subjektiv gleichgroßen *Schritten* ein besonders großer Schritt, der sogenannte *Sprung*, dargeboten. Die Versuchsperson sollte entscheiden, ob dieser *Sprung* in der Darbietung vorhanden war oder nicht. Da die Leuchtdichte-Wahrnehmung dem Weber-Fechner-Gesetz folgt (siehe Kap. 1.6), wurde der *Leuchtdichte-Gradient* anhand einer logarithmischen Kennlinie so berechnet, daß die Versuchspersonen die einzelnen Schritte des Gradienten subjektiv als gleich groß empfanden. Man kann diesen Gradienten mit subjektiv gleichgroßen Schritten deshalb als *Helligkeits-Gradienten* bezeichnen, im Gegensatz zum *Leuchtdichte-Gradienten*, bei dem man sich auf die physikalischen, in $\frac{cd}{m^2}$ gemessenen Schritte beziehen würde, dessen Schritthöhen exponentiell ansteigen. Die *Leuchtdichte-Unterschiede* (objektiv in $\frac{cd}{m^2}$) waren also im Bereich geringerer Leuchtdichte kleiner als im Bereich höherer Leuchtdichte. Die *Helligkeits-Unterschiede* (subjektive Empfindung) waren bei Darbietungen ohne Sprung überall gleich groß. Die Abb. 1 zeigt eine schematische Darstellung der physikalischen=objektiven und physiologischen=subjektiven Schritthöhen innerhalb eines Helligkeits-Gradienten. In der Abb. 8 wird eine Darbietung *mit* und eine *ohne Sprung* dargestellt.

Berechnung des Gradientenschrittes durch das Programm. Der Rechner addierte zu der Referenzleuchtdichte die halbe Schritthöhe jeweils nach oben und unten und erhielt somit die Schritthöhe an der Referenzleuchtdichte, die sog. *Grundschrittweite.* Die restlichen Schritthöhen wurden durch die Anpassung an die logarithmische Kennlinie ausgerechnet, so daß die physikalischen Schritte im Bereich niedrigerer Leuchtdichte kleiner und im Bereich höherer Leuchtdichte größer wurden (siehe die schematische Abbildung 1.). Die Referenzleuchtdichte befand sich

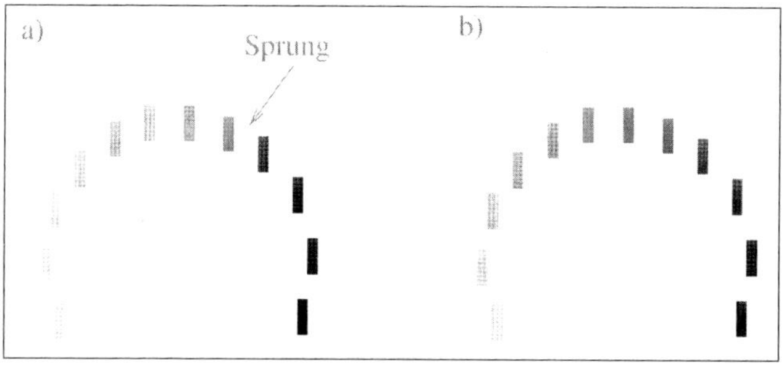

Abbildung 8: *In der Abb. a) gibt es einen Schritt, der besonders groß ist, dieser wird als -Sprung- bezeichnet. Die Versuchspersonen sollten bei den Gradienten-Versuchen entscheiden, ob ein Sprung in der Darbietung vorhanden war oder nicht. In der Abb. b) ist eine Darbietung ohne Sprung dargestellt. Die Leuchtdichteunterschiede zwischen den Reizelementen werden von den Versuchsperson als gleich groß empfunden. Sie werden -Schritte- genannt.*

bei den Berechnungen in der Mitte der Abfolge der Reizelemente, d. h. das Programm unternahm gleich viele Rechenschritte in Richtung des helleren Bereiches wie in Richtung des dunkleren. Daher breitete sich der Leuchtdichtebereich bei einer höheren Objektanzahl weiter zu höheren bzw. niedrigeren Werten aus als bei Darbietungen mit weniger Objekten. Da für die Versuche der Gradient als *lokaler Leuchtdichteunterschied* zwischen benachbarten Elementen definiert wurde, bestimmte der Leuchtdichteunterschied zwischen zwei benachbarten Reizelementen an der Referenzleuchtdichte die *Steilheit* des Gradienten und somit auch die jeweiligen *Schritthöhen.*

Die Hälfte der Darbietungen beinhalteten einen besonders großen Schritt, den so genannten *Sprung*, neben den anderen subjektiv gleichgroßen *Schritten*, wobei die Sprunghöhe, die auf den Schaubildern im Ergebnisteil aufgetragen ist, die zusätzliche Schritthöhe darstellt, die man zu der Grundschrittweite addieren muß, um einen Gradientensprung (= Inhomogenität innerhalb der Gradientenschritte an einer bestimmten Stelle im Reiz) festzustellen. Die Abb. 9 zeigt schematisch die physikalischen und physiologischen Schritt- und Sprunghöhen.

Bei der objektiven Darstellung rechnete das Programm die nötige Sprunghöhe für die jeweilige Stelle innerhalb der Reizelemente aus. Nach dem Weber-Fechner-Gesetz wird unser Auge kleinere Sprunghöhen im dunkleren Bereich und größere Sprunghöhen im helleren Bereich als gleich groß empfinden, wenn sie an die logarithmische Kennlinie angepaßt wurden (siehe Abb. 9). Um die Ergebnisse der Gradienten-Sprung-Messungen mit denen der Leuchtdichte-Zielelement-Messungen

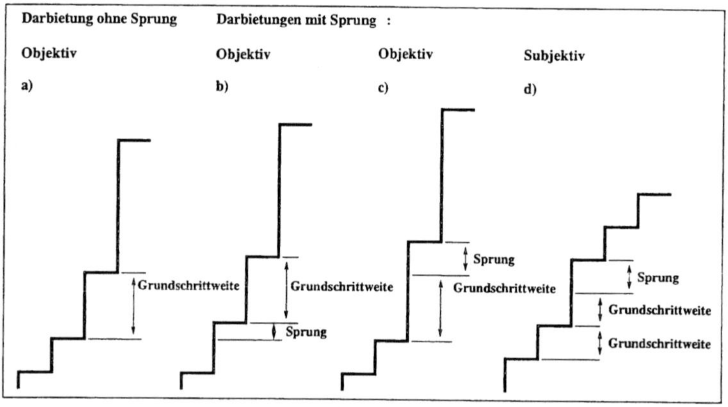

Abbildung 9: *In der Abb. a) ist schematisch eine Darbietung ohne Sprung in physikalischen = objektiven Schritten dargestellt. Die Abbildungen b) und c) zeigen jeweils ein Darbietungsbeispiel mit einem Sprung ebenfalls in physikalischen Schritten. Sie unterscheiden sich voneinander durch die Position des Sprunges innerhalb des Stimulus. In der Abb. b) befindet sich der Sprung innerhalb der zweiten Stufe und ist dem Weber-Fechner-Gesetz folgend kleiner als der Sprung in der Abb. c), der sich innerhalb der dritten Stufe befindet, also schon im Bereich höherer Leuchtdichte. Die Abb. d) zeigt eine schematische physiologische, dem subjektiven Empfinden der Versuchsperson entsprechende Darstellung einer Darbietung mit einem Sprung. Die einzelnen Helligkeits-Schritte sind gleich groß. Die Inhomogenität (= der höhere Schritt) innerhalb des Gradienten stellt den Sprung dar.*

zu vergleichen, war es nötig, die Gradienten-Sprung-Ergebnisse, die vom Programm in Prozent der vom Monitor maximal darstellbaren Leuchtdichte ausgegeben wurden, auf $\frac{cd}{m^2}$ an der Referenzleuchtdichte von 15 $\frac{cd}{m^2}$ umzurechnen. Da in unseren Versuchen subjektiv die Schritt- bzw. Sprunghöhen in allen Helligkeitsbereichen gleich groß waren, reichte es aus, nur die Sprunghöhe an der Referenzleuchtdichte zu betrachten und diese als Schwellenwert zu definieren.

Die Kalibrierung des Monitors erfolgte mit einem Leuchtdichtemessgerät und ergab folgende Umrechnungsfunktionen:

Helligkeitsschritt		$y = 0,6 * x$
Grundschrittweite	0%	$y = 0,6 * x$
Grundschrittweite	2%	$y = 0,012 * x$
Grundschrittweite	4%	$y = 0,027 * x$
Grundschrittweite	6%	$y = 0,043 * x$
Grundschrittweite	8%	$y = 0,060 * x$
Grundschrittweite	10%	$y = 0,083 * x$
Grundschrittweite	15%	$y = 0,136 * x$

Der x-Wert stellt die vom Programm ermittelte Schwelle (in %), der y-Wert den mit dem Leuchtdichtemeßgerät gemessenen Wert in $\frac{cd}{m^2}$ dar. Das Ergebnis bilden Umrechnungswerte, die sich auf die Referenzleuchtdichte von 15$\frac{cd}{m^2}$ beziehen und in $\frac{cd}{m^2}$ angegeben werden und somit für alle Gradientensteilheiten und auch für die Leuchtdichte-Zielelement-Versuche (siehe Kap. 2.3.1) vergleichbar sind. Zu Versuchsbeginn wurde bei **Schwellenmessungen** die Sprunggröße auf 800%, das heißt auf das achtfache der Gradientengrundschrittweite eingestellt. Die Sprunggröße wurde durch PEST gesteuert und nahm im Laufe des Versuchs ab. Das Ergebnis, d. h. die Schwelle des Gradienten-Sprungs, wurde vom Programm in Prozent der Schritthöhe ausgegeben und später mit Hilfe eines Tabellenkalkulationsprogramms in den $\frac{cd}{m^2}$ Wert, der sich auf die Referenzleuchtdichte bezog, umgerechnet. Bei jedem Versuchsdurchlauf wurde in 100 Darbietungen die Schwelle für den Sprung eines Gradienten mit einer bestimmten Steilheit gemessen.

Bei den **Reaktionszeit-Messungen** wurde eine leicht überschwellige Sprunghöhe fest eingestellt,wobei leicht überschwellig bedeutet, daß auf die nächst höhere vom Computer darstellbare Leuchtdichtedifferenz aufgerundet wurde. Die Versuchspersonen mußten möglichst schnell entscheiden, ob ein *Sprung* in der Darbietung vorhanden war oder nicht.

2.5 PEST-Strategie

Zur Steuerung der Testwerte während eines Versuchsdurchgangs wurde die PEST-Strategie verwendet. PEST [71] ist eine Versuchsstrategie, mit der möglichst effizient Wahrnehmungsschwellen ermittelt werden sollen. Dabei werden die Testwerte während des Versuches nacheinander gemäß einer adaptiven "Staircase"-Methode berechnet, wozu die jeweils neuesten Meßergebnisse verwendet werden. Ziel der PEST-Strategie ist es, während eines Versuchs den gesuchten Schwellenwert möglichst schnell und dennoch sicher anzusteuern.

Um die PEST-Strategie anwenden zu können, müssen folgende Voraussetzungen erfüllt sein:

1. Die Abhängigkeit zwischen Testwert und Richtig-Antwort-Wahrscheinlichkeit muß monoton steigend sein, d. h. je größer der Testwert ist, desto leichter muß die Aufgabe werden und um so größer muß die Richtig-Antwort-Wahrscheinlichkeit werden.

2. Die Testgröße muß sich kontinuierlich einstellen lassen.

3. Ist der Testbereich logarithmiert, d. h. die Schrittweite in Dezibel angegeben, so kann die Testgröße immer nur positiv sein.

Die Wahl des neuen Testwertes. Die PEST-Strategie wechselt zu einem neuen Testwert, falls mit hinreichender Sicherheit feststeht, ob der momentane Testwert über- oder unterschwellig ist. Wie hinreichend die Sicherheit ist, kann durch den Parameter WALD-Konstante beeinflußt werden. Mit Hilfe dieser Konstante und der Anzahl der schon verfügbaren Antworten für den momentanen Testwert werden nach jeder Antwort die Grenzen des Intervalls berechnet:

$$\boxed{r_{unten} = P_{th} * n - W \text{ und } r_{oben} = P_{th} * n + W}$$

Dabei bedeuten:

P_{th}	die Vorgabe der Richtig-Antwort-Wahrscheinlichkeit für den gesuchten Schwellenwert
n	die Anzahl der Antworten für den momentanen Testwert
r	die Anzahl der richtigen Antworten
W	die WALD-Konstante

Liegt r zwischen r_{oben} und r_{unten}, kann noch keine Aussage gemacht werden; der Testwert bleibt also gleich. Ist r größer r_{oben}, wird auf *überschwellig* entschieden; das bedeutet, daß der Testwert erniedrigt wird. Im Fall $r < r_{unten}$ wird auf *unterschwellig* entschieden und der Testwert erhöht. Eine kleine WALD-Konstante führt zu einer schnellen, aber unsicheren, eine große zu einer langsamen, aber sicheren Entscheidung. Der neue Testwert berechnet sich aus dem momentanen Testwert und der Schrittweite. Die Veränderung dieser Schrittweite erfolgt aufgrund folgender Regeln:

1. Bei jedem Richtungswechsel wird die Schrittweite halbiert.

2. Der zweite Schritt nach einem Richtungswechsel ist so groß wie der vorausgegangene.

3. Für den dritten Schritt nach dem Richtungswechsel gilt: wurde die Schrittweite vor dem letzten Richtungswechsel verdoppelt, so wird der dritte Schritt nicht verdoppelt, anderenfalls wird er verdoppelt.

4. Der vierte und alle folgenden Schritte sind jeweils doppelt so groß wie ihre jeweiligen Vorgänger (die Schrittweite kann aber auf eine maximale Schrittweite begrenzt werden).

Die PEST-Strategie beendet den Versuch, wenn entweder eine vom Versuchsleiter festgelegte Minimalschrittweite unterschritten wird oder wenn die maximale Anzahl der Einzelmessungen durchgeführt wurde. Das Ergebnis der PEST-Strategie ist der zuletzt berechnete Testwert. An diesem Testwert gibt die Versuchsperson mit einer Wahrscheinlichkeit von P_{th} (Schwellenkriterium: 75% Richtig-Antwort-Wahrscheinlichkeit) eine richtige Antwort an.

Die PEST-Strategie kann als eine Methode angesehen werden, die dafür sorgt, daß die Datenerhebung während eines Versuchs in einem sinnvollen Bereich, d. h. einigermaßen schwellennah erfolgt. Als eigentliches Endergebnis verwenden wir aber das Ergebnis einer sich anschließenden statistischen Analyse aller erhobenen Daten (Likelyhood- bzw. Probit-Analyse).

Für die erfolgreiche Bestimmung des Endergebnisses ist von Bedeutung, daß auch genügend Testwerte, die in hinreichender Entfernung zum Schwellenwert liegen, gemessen wurden. Dies ermöglicht eine genaue Ermittlung der psychometrischen Funktion, die auch für die Berechnung unterschwelliger Reize bei den Interaktionsversuchen nötig ist.

Bei der Wahl der PEST-Parameter muß darauf geachtet werden, daß der Starttestwert ausreichend überschwellig gewählt wird, damit die Versuchsperson die Aufgabe anfangs eindeutig lösen kann. Die Startschrittweite sollte so groß gewählt werden, daß nach zwei Schritten, d. h. bevor die Schrittweite verdoppelt wird, sicher ein unterschwelliger Wert erreicht wird. Die Stop-Schrittweite sollte kleiner sein, als der erlaubte Fehler für das Endergebnis, damit der Abbruch des Versuchs aufgrund der maximalen Anzahl der Messungen erfolgt. Die WALD-Konstante ist relativ groß zu wählen, damit die Strategie hinreichend *träge* ist und die Schwellen sicher bestimmt werden.

Es ist bekannt, daß die Wahrnehmungsempfindlichkeit von biologischen Systemen für kleinere Signale in der Regel vergrößert wird (Webersches Gesetz). Es werden also die PEST-Schrittweiten dem jeweiligen Testniveau angepaßt. Die Schrittweite wird deshalb nicht in der Einheit der Testwerte, sondern in Dezibel angegeben.

Bei der Berechnungsformel für die Schrittweite δ_t ist die Bezugsgröße immer der aktuelle Testwert t_{alt}, es gilt also:

$$\delta_t = 20 * log_{10} \frac{t_{neu}}{t_{alt}} [dB]$$

Voraussetzung dabei ist, daß die Testwerte positiv sind.

Die PEST-Einstellungen bei durchgeführten Versuchen:		
WALD-Konstante:	1,5	bei Gradienten-Sprung-, Leuchtdichte-Zielelement- und Interaktions-Versuchen.
	1	bei Orientierungs-Zielelement-Versuchen
Anzahl der Messungen pro Versuchsdurchgang	100	bei Gradienten-Sprung-, Leuchtdichte-Zielelement- und Interaktions-Versuchen
	300	bei Orientierungs-Zielelement-Versuchen
Ziel-Antwort-Wahrscheinlichkeit	75%	bei Gradienten-, Leuchtdichte und Interaktions-Versuchen
	68%	bei Orientierungs-ZielelementVersuchen
Start-Schrittweite:	3 dB	
Minimal/Abbruchsschrittweite	0,01 dB	

Tabelle 3: *Die PEST-Einstellungen.*

Die in der Tabelle 3 angegebene Einstellung der Zielantwort-Wahrscheinlichkeit soll gewährleisten, daß die meisten Messungen bei den Orientierungsversuchen bei 68% durchgeführt werden, was ermöglicht, den unterschwelligen Teil der psychometrischen Funktion sicher zu bestimmen. Dies ist für die Berechnung der unterschwelligen Orientierungsreize für die Interaktionsversuche notwendig. Durch die häufige Darbietung unterschwelliger Reize bei dieser Einstellung besteht jedoch die Gefahr, daß die Aufgabe für die Versuchsperson zu schwer wird und sie das Gefühl hat, meist nur noch zu raten. Dieser Umstand wirkt frustrierend und beeinflußt die Bereitschaft der Versuchsperson, sich auf die Messungen zu konzentrieren. Deshalb wurden zufällig überschwellige Meßwerte eingestreut und die Darbietungsanzahl pro Versuchsdurchgang auf 300 hochgesetzt. Dadurch erhielt man genug Daten, die in die Schwellenbestimmung eingehen können.

2.6 Psychometrische Funktion

Die psychometrische Funktion gibt den funktionalen Zusammenhang zwischen der physikalischen und der subjektiven oder wahrgenommenen Intensität eines Reizes an. Bei der Betrachtung der psychometrischen Funktionen muß unterschieden werden zwischen der Antwort-Wahrscheinlichkeits-Funktion (kurz: Antwortkurve) und dem zugrundeliegenden funktionalen Zusammenhang zwischen Wahrnehmungsfähigkeit und Testwert (kurz: Wahrnehmungskurve). In der Abbildung 10 sind beide Kurven schematisch dargestellt. Die Ergebnisse der statistischen Analyse beziehen sich immer auf die Wahrnehmungskurve. Um diese mathematisch eindeutig zu definieren, sind zwei Parameter nötig: der Parameter μ beschreibt den Wert, bei dem die Wahrnehmungskurve die 50%-Linie schneidet. Er bestimmt also die Verschiebung der Kurve parallel zur Abszisse. Der zweite Parameter σ ist der Abstand zwischen dem 50% und 84%-Punkt. Er bestimmt somit die Steigung. Wird die Antwortkurve betrachtet, sind noch weitere Parameter nötig, die zur Stauchung bzw. Verschiebung der Wahrnehmungskurve in Ordinatenrichtung führen, um die Kurve an die äußeren Bedingungen anzupassen. Die *Ratewahrscheinlichkeit* beträgt bei Ja/Nein Versuchen 50%. Sie bildet den unteren Grenzwert der Antwortkurve. Die *Lapsuswahrscheinlichkeit*, die die Wahrscheinlichkeit bezeichnet, mit der die Versuchsperson den Reiz zwar richtig erkannte, aber trotzdem eine falsche Antwort lieferte, wurde in unseren Versuchen auf 3% festgelegt. Sie bestimmt mit der Antwortwahrscheinlichkeit den Mindestabstand der Antwortkurve von der 100%-Linie. Die *Aufmerksamkeitswahrscheinlichkeit* ist die theoretische Wahrscheinlichkeit, mit der die Versuchsperson ihre Aufmerksamkeit tatsächlich den Darbietungen schenkt. In unseren Versuchen wurde sie auf 98% festgelegt. Die Berücksichtigung der Lapsus- und Aufmerksamkeitswahrscheinlichkeit war notwendig, um die statistische Analyse gegenüber Ausreißern in der Nähe der 0% bzw. 100% Grenze der theoretischen Antwortkurve unempfindlicher zu machen.

2.7 Probit-Analyse

Die Probit-Analyse [22] ist ein mathematisches Verfahren, mit dem die Kurvenparameter μ und σ der psychometrischen Funktion, ausgehend von empirisch ermittelten Daten, geschätzt werden können. Es soll diejenige Kurve gefunden werden, für die ein gegebener Versuchsausgang am wahrscheinlichsten ist. Bei der Probit-Analyse wird auch die statistische Relevanz der empirischen Meßwerte berücksichtigt. Die statistische Relevanz ist von der Datenmenge und der theoretischen Wahrscheinlichkeit für den Testwert, diese wiederum von den zu schätzenden Parametern abhängig. Als Anpassungskriterium dient bei der Probit-Analyse die Wahrscheinlichkeit, mit der mit einer bestimmten psychometrischen Funktion die empirische Richtig-Wahrscheinlichkeit eintritt. Die Kurvenparameter werden soweit verändert, daß diese Wahrscheinlichkeit maximal wird. Da die Wahrscheinlichkeiten μ sehr

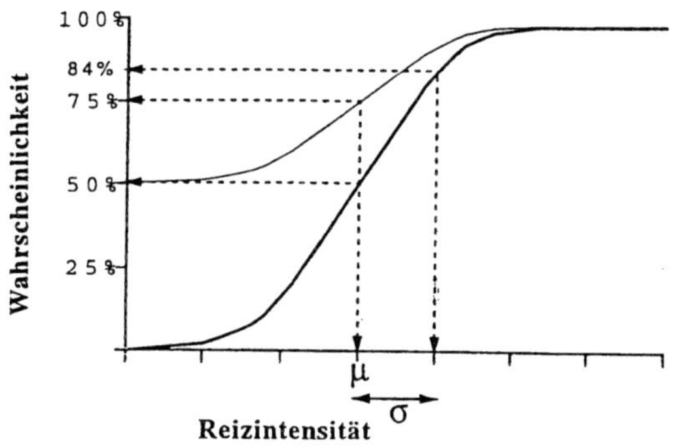

Abbildung 10: *In der Abbildung ist die Wahrnehmungskurve (dickere Linie) und die Antwortkurve (dünnere Linie) dargestellt. Der Parameter μ beschreibt den Wert, bei dem die Wahrnehmungskurve die 50%-Linie schneidet und definiert die Schwelle der Versuchsperson. Der Parameter σ bestimmt die Steigung der Wahrnehmungskurve. Bei der Antwortkurve wurde die 50%-ige Ratewahrscheinlichkeit berücksichtigt.*

klein sind (z. B. 10^{-10} %), wurde der Logarithmus der Einzelwahrscheinlichkeiten verwendet, der sogenannte *Likelihood.* Man spricht also von einer *Likelihood-Funktion*, da der Likelihood von den Sigmoidparametern abhängt. Diese Likelihood-Funktion kann anschaulich als ausgebeulte Fläche in einem xyz-Koordinatenraum dargestellt werden, wobei in x- und y-Richtung die beiden Sigmoidparameter μ und σ , und in z-Richtung der Likelihood zu jeder möglichen Kombination von μ und σ aufgetragen werden. Durch das Verfahren wird also der höchste Gipfel der hügeligen Fläche gesucht. Die empirischen Antwort-Wahrscheinlichkeiten (in Prozent) werden so transformiert, daß die Sigmoidfunktion in eine Gerade überführt wird. Damit wird das Anpassungsproblem auf ein Regressionsproblem reduziert. Das Maximum der Likelihood-Funktion wird über die Nullstelle ihrer Ableitung bestimmt. Da sich die Funktion nicht analytisch angeben läßt, wird die eigentliche Anpassung an die transformierten Antwort-Wahrscheinlichkeiten mit Hilfe eines iterativen Newton-Verfahrens durchgeführt. Der Vorteil der Probit-Analyse gegenüber einem reinen Newton-Verfahren besteht darin, daß bei der Berechnung der Regressionsparameter (μ und σ) auch die Standardabweichungen für diese Parameter angegeben werden können. Die berechneten Standardabweichungen für die geschätzten Sigmoidparameter sind jedoch nur dann richtig, wenn das Modell hinreichend genau die empirischen Daten beschreibt. Ein großer Nachteil der Probit-Analyse besteht darin, daß diese auch für augenscheinlich gute Daten oft nicht konvergiert. Solche Konvergenzprobleme können zwei Ursachen haben; zum einen wirken sich bei der hohen Anzahl von Rechenoperationen Rundungsfehler u. U. nachteilig aus, zum anderen auch ungeschickt gewählte Startwerte für die Schätzparameter.

2.8 Likelihood-Analyse

Zur genauen Bestimmung der optimalen Antwort-Kurve wurde neben dem Probitverfahren die Likelihood-Analyse angewendet. Bei hinreichend guten Daten liefert diese dasselbe Ergebnis wie die Probit-Analyse. Der Unterschied besteht nur in der Art der Suche nach dem Maximum der Likelihood-Funktion (vgl. oben). Es wird bewußt keine Ableitung durchgeführt, um die Stabilität des Verfahrens zu erhöhen. Stattdessen wird das Intervallhalbierungsverfahren angewendet. Für n Paare diskreter μ- und σ-Werte wird in einem ersten Schritt das Maximun der Likelihood-Funktion bestimmt. Die Intervalle zwischen den Einzelwerten sowie der Wertepaar-Bereich μ und σ werden im zweiten Schritt halbiert. Der Wertepaar-Bereich μ und σ wird so verschoben, daß das ermittelte Maximum in der Mitte des Bereiches liegt. Für diesen neuen (feiner abgestuften) Bereich werden wiederum n Wertepaare untersucht, usw. Es wurde darauf geachtet, daß kein Wertepaar doppelt analysiert wurde. Die (Maximum-) Likelihood-Analyse konvergiert in der Regel stabiler zu einem Grenzwert. Der Rechenaufwand dieses Verfahrens ist jedoch im Vergleich zur Probit-Analyse wesentlich höher.

2.9 Vorversuche

Die Vorversuche wurden von der Autorin und einem Mitarbeiter des Instituts durchgeführt. Zweck dieser Versuche war, die Versuchsbedingungen zu optimieren und den Zeitaufwand der Versuchspersonen zu minimieren. In diesen Versuchen wurde der Einfluß der Anordnung der Reizelemente, der Darbietungsdauer und der Ausprägung der Reizelemente und der Maskenelemente sowie der Versuchsperson-Monitor-Entfernung auf die Leuchtdichte-Schwellen untersucht. Außerdem erfolgte die Wahl der PEST-Parameter und des Statistik-Verfahrens. Die Ergebnisse der Vorversuche sind im Kapitel 3.1 dargestellt.

2.10 Versuchspersonen

An den Versuchen nahmen fünf männliche und eine weibliche Versuchsperson im Alter zwischen 19 und 24 Jahren teil. Die Autorin und ein weiterer Mitarbeiter, welcher sich auch bei den Vorversuchen beteiligte, zählten auch zu den Versuchspersonen, nahmen aber an den Lernversuchen nicht teil, da die Vorversuche von ihnen durchgeführt worden waren und sie somit als trainierte Versuchspersonen betrachtet werden mußten. Drei Versuchspersonen waren emmetrop, drei myop, trugen deshalb Kontaktlinsen und erreichten damit eine normale Sehschärfe. Diese wurde mit Hilfe des Freiburger Visustests [2] ermittelt. Das Stereosehen, das mit dem Lang-Test [42] überprüft worden ist, war normal.

2.11 Versuchsreihen

2.11.1 Versuchsreihe 1: Trainingsphase

Es wurden für jede Reizmodalität, d. h. für die Leuchtdichte-Zielelement-Wahrnehmung, die Orientierungs-Zielelement-Wahrnehmung und für die Gradienten-Sprung-Wahrnehmung, Trainingsversuche durchgeführt, die sich über mehrere Versuchssitzungen erstreckten. Das Ziel dieser Versuche war, die Beeinflussung der Schwellen der Hauptversuche durch Lernprozesse, die während der ersten Versuche stattfinden würden, zu verhindern und das Ausmaß der Lernprozesse zu untersuchen. Pro Trainingssitzung wurden für die Objektanzahlen 4, 6, 8, 12 und 14 für alle drei Modalitäten die Schwellen bestimmt. Die Reihenfolge der Einzelversuche während einer Trainingssitzung war randomisiert; sie wurde jedoch an allen Trainingssitzungen konstant gehalten, um die Vergleichbarkeit der Trainingssitzungen zu gewährleisten. Die Schwellenbestimmung in den Trainingsversuchen verlief entsprechend der Schwellenbestimmung in den Hauptversuchen. Die Parametereinstellungen waren ebenfalls identisch.

Die Versuchspersonen lernten so lange, bis ihre Schwellen sich auf einem konstanten Niveau stabilisierten. Dies dauerte drei Trainingssitzungen beim Lernen für die Orientierungs-Zielelement-Versuche, vier Trainingssitzungen für die Leuchtdichte-Zielelement- und sechs für die Gradienten-Sprung-Versuche.

2.11.2 Versuchsreihe 2: Interaktion zwischen Leuchtdichte und Orientierung

Kombinations-Versuche. In diesen Versuchen sollte untersucht werden, ob ein unterschwelliger Orientierungsreiz (*Hilfsmodalität*) die Wahrnehmung eines Leuchtdichte-Zielelementes (*Hauptmodalität*) verbessert, wenn er mit diesem kombiniert wird.

In diesen Versuchen wurden zunächst die Orientierungsschwellen zwei mal mit folgender PEST-Einstellung bestimmt: WALD-Konstante W=1,0, Ziel-Antwort-Wahrscheinlichkeit 68%, Anzahl der Darbietungen 300. Anschließend mußten mit Hilfe der psychometrischen Funktion unterschwellige Orientierungswerte (bei 25% und 15% der Wahrnehmungs-Wahrscheinlichkeit (W.W.), was der 62,5% und 57,5% Antwort-Wahrscheinlichkeit (A.W.) entsprach) berechnet werden. Die Ergebnisse der Berechnung für die unterschwelligen Orientierungswerte wurden mit den Wer-

ten für das Leuchtdichte-Zielelement kombiniert. Anschließend folgten Messungen der Schwellen bei unterschiedlichen Objektanzahlen. Jede Schwelle wurde doppelt gemessen, um den Mittelwert und den Standardfehler bestimmen zu können.
Ein Versuchsdurchgang bei einer bestimmten Objektanzahl wurde nach folgendem Schema durchgeführt:

1. Bestimmung der Leuchtdichteschwelle
2. Bestimmung der Leuchtdichteschwelle für ein Zielelement:
   - mit einer Kombination mit einer 25%-igen W.W. aufgrund der Orientierung;
   - mit einer Kombination mit einer 15%-igen W.W. aufgrund der Orientierung;
3. Bestimmung der Leuchtdichteschwelle als Kontrolle, daß die Schwellenerniedrigung bei 2. nicht auf Lernvorgänge zurückzuführen ist.

Im zweiten Schritt wurden bei den Interaktionsversuchen die *Prozent-Korrekt--Messungen* durchgeführt. Diese sollten das Ausmaß der Interaktion zwischen den beiden Modalitäten quantifizieren und den Vergleich mit den, anhand der Wahrscheinlichkeitaddition errechneten, Werten ermöglichen. Die Prozent-Korrekt-Versuche wurden bei der Objektanzahl 12 durchgeführt. Die Versuchsreihe wurde folgendermaßen gestaltet:

1. Prozent-Korrekt-Messungen für das Leuchtdichte-Zielelement, mit der Ausprägung von 75 % der Richtig-Antwort-Wahrscheinlichkeit (75% der Richtig-Antwort-Wahrscheinlichkeit entspricht der Schwelle der Versuchsperson).
2. Prozent-Korrekt-Messungen für das unterschwellige Orientierungs-Zielelement mit der Ausprägung von 57,5% der Richtig-Antwort-Wahrscheinlichkeit.
3. Prozent-Korrekt-Messungen für den unterschwelligen Orientierungsreiz mit der Ausprägung von 62,5% der Richtig-Antwort-Wahrscheinlichkeit.
4. Prozent-Korrekt-Messungen für die Kombination von 1. und 2. sowie von 1. und 3.
5. Prozent-Korrekt-Messungen als Kontrolle, daß keine Lernprozeße stattgefunden haben.

Die einzelnen Messungen wurden jeweils doppelt durchgeführt, was die Berechnung der Mittelwerte und der Standardfehler ermöglichte.

Störelement-Versuche. In diesen Versuchen sollte untersucht werden, ob ein Orientierungs-Störelement (ein besonderes Ablenkelement, das sich von anderen Ablenkelementen durch seine Orientierung unterschied) die durch die PEST-Strategie gemessenen Leuchtdichteschwellen beeinflußt. Außerdem sollte die Frage beantwortet werden, ob ein Zusammenhang zwischen der Ausprägung dieses Orientierungs-Störelementes und dem Ausmaß der Beeinflussung (Verschlechterung) der Leuchtdichte-Schwellen besteht. Die Ausprägung des Störelementes war innerhalb eines Versuchsdurchgangs konstant. Sie wurde jedoch in verschiedenen Versuchsdurchgängen variiert und war von der Orientierungs-Zielelement-Schwelle der Versuchsperson abhängig (siehe Kap. 2.3.2). Die Störelement-Ausprägung wurde vom Versuchsleiter festgelegt und betrug je nach Versuchsdurchgang: 62,5%, 75% (entspricht der Schwelle) der Richtig-Antwort-Wahrscheinlichkeit, oder nahm den Wert der doppelten bzw. dreifachen Schwelle, oder den Wert 45 bzw. 90 Grad von der Vertikalen an.

Die Versuche wurden bei der Objektanzahl von 14, bei der Darbietungszeit von 200 ms und mit der Darbietungsanzahl 100 durchgeführt, wobei die Hälfte der Darbietungen das Leuchtdichte-Zielelement besaß. Das Störelement, das in der Orientierung differierende Ablenkelement, war in jeder Darbietung präsent und befand sich an einer beliebigen Stelle unter den Ablenkelementen. Bei der zweifachen Schwellenbestimmung wurden die Versuchspersonen aufgefordert, zu entscheiden, ob ein Leuchtdichte-Zielelement dargeboten wurde oder nicht. Anschließend wurden Mittelwerte und die Standardfehler berechnet.

2.11.3 Versuchsreihe 3: Gradienten-Sprung-Wahrnehmung

In diesem Versuchsteil wurden mit Hilfe der PEST-Strategie die Gradienten-Sprung-Schwellen ermittelt. Es wurde die Abhängigkeit der Schwellen von der Grundschrittweite (*Gradientensteilheit*) und der Objektanzahl untersucht. Der Mittelwert und die Standardfehler wurden berechnet. Die Schwellenbestimmung verlief mit Einstellungen, die schon in den Kapiteln 2.4 und 2.5 beschrieben wurden.

Anschließend wurde ein leicht überschwelliger Wert für den Sprung eingestellt und es wurden Reaktionszeitmessungen durchgeführt. Hierfür wurden jeweils 100 Darbietungen gezeigt, davon 50 mit und 50 ohne Sprung. Die Versuchspersonen wurden aufgefordert, „möglichst schnell und richtig“ zu antworten. Die Reaktionszeitversuche sollten die Frage beantworten, ob die Gradienten-Sprünge seriell oder parallel verarbeitet werden.

2.12 Auswertung

Alle im Ergebnisteil aufgeführten Daten sind als Mittelwerte mit zugehörigen Standardfehlern für jede Versuchsperson, sowie als Mittelung über alle Versuchspersonen in den Graphen dargestellt. Die dünnen gestrichelten Geraden stellen Regressionsgeraden dar, die mit Hilfe des Programms *CA-Cricket Graph III, Version 1.5.2* errechnet wurden. Die statistischen Analysen (ungepaarter und gepaarter t-Test: Konfidenzintervall 95%) wurden mit Hilfe des Programms *StatView 4.1* über die Daten aller Versuchspersonen durchgeführt.

Bei den Interaktionsversuchen mußte die Wahrscheinlichkeitsaddition durchgeführt werden, um die gemessenen Prozent-Korrekt-Werte mit den theoretisch ermittelten Werten zu vergleichen. Es galt herauszufinden, ob es sich bei der Verbesserung der Prozent-Korrekt-Ergebnisse bei der Kombination der Leuchtdichtereize mit unterschwelligen Orientierungsreizen um eine reine Wahrscheinlichkeitsaddition handelte, oder ob andere Prozesse zu einer noch stärkeren Verbesserung der Wahrnehmung führten. Die Berechnung der Wahrscheinlichkeitsaddition erfolgte anhand zweier Modelle (Modell A und B). Hierbei wurden die in der Tab. 4 dargestellten Abkürzungen verwendet.

Abkürzung	Erklärung
A	Aufmerksamkeitswahrscheinlichkeit = 0,98
C	Ratewahrscheinlichkeit = 0,5
L	Lapsuswahrscheinlichkeit = 0,03
P_{det}	Antwortwahrscheinlichkeit laut Modell A bzw B, unter Annahme, daß beide Modalitäten 1 und 2 unabhängig voneinander verarbeitet werden
P_{W1}	Wahrnehmungswahrscheinlichkeit für die Modalität 1
P_{W2}	Wahrnehmungswahrscheinlichkeit für die Modalität 2
P_{A1}	Antwortwahrscheinlichkeit für die Modalität 1
P_{A2}	Antwortwahrscheinlichkeit für die Modalität 2

Tabelle 4: *Erklärung der Abkürzungen für die Formeln der Wahrscheinlichkeitsaddition.*

Im **Modell A** erfolgte die Berechnung der theoretischen Antwortwahrscheinlichkeit mit Hilfe von Gegenwahrscheinlichkeiten. In diesem Modell wurden Parameter wie Aufmerksamkeit oder Lapsus (falsche Antwort trotz richtig erkannter Aufgabe) nicht berücksichtigt. Um die theoretische Antwortwahrscheinlichkeit zu erhalten, wurde die Ratewahrscheinlichkeit C des Ja/Nein Versuchs berücksichtigt.
Die **Formel (1)** lautet:

$$\boxed{P_{det} = \frac{(1-((1-P_{W1})*(1-P_{W2})))}{2} + C}$$

Erklärung der Einzelschritte des Modells:

$1 - P_{W1}$	Wahrscheinlichkeit, die Modalität 1 *nicht* wahrzunehmen
$1 - P_{W2}$	Wahrscheinlichkeit, die Modalität 2 *nicht* wahrzunehmen
$(1 - P_{W1}) * (1 - P_{W2})$	Wahrscheinlichkeit, beide Modalitäten nicht wahrzunehmen
$1 - ((1 - P_{W1}) * (1 - P_{W2}))$	Wahrscheinlichkeit, mindestens eine der beiden Modalitäten wahrzunehmen

Um aus der Wahrnehmungswahrscheinlichkeit die Antwortwahrscheinlichkeit zu erhalten, wurde das Ergebnis durch zwei geteilt und die Ratewahrscheinlichkeit C wurde addiert.

Im **Modell B** wurden als weitere Faktoren, die das Antwortmuster der Versuchspersonen beeinflussen können, die Aufmerksamkeits- und die Lapsuswahrscheinlichkeit berücksichtigt. Die Berechnung der Richtig-Antwort-Wahrscheinlichkeit erfolgte anhand des Wahrscheinlichkeitsbaumes, der in der Abbildung 11 dargestellt ist.

Anhand des oben dargestellten Wahrscheinlichkeitsbaumes erhält man folgende Formel:

$$\boxed{P_{det} = \alpha + \beta + \gamma + \delta}$$

mit folgenden Einzelwahrscheinlichkeiten:

$\alpha = A * P_{W1} * (1 - L)$
$\beta = A * (1 - P_{W1}) * P_{W2} * (1 - L)$
$\gamma = A * (1 - P_{W1}) * (1 - P_{W2}) * C$
$\delta = (1 - A) * C$

dabei bedeuten:

α	Wahrscheinlichkeit, eine richtige Antwort zu geben, bei der Wahrnehmung lediglich der Modalität 1
β	Wahrscheinlichkeit, eine richtige Antwort zu geben, bei der Wahrnehmung lediglich der Modalität 2
γ	Wahrscheinlichkeit, eine richtige Antwort zu geben ohne Wahrnehmung mindestens einer Modalität, Antwort durch Raten
δ	Wahrscheinlichkeit, eine richtige Antwort zu geben, trotz Unaufmerksamkeit

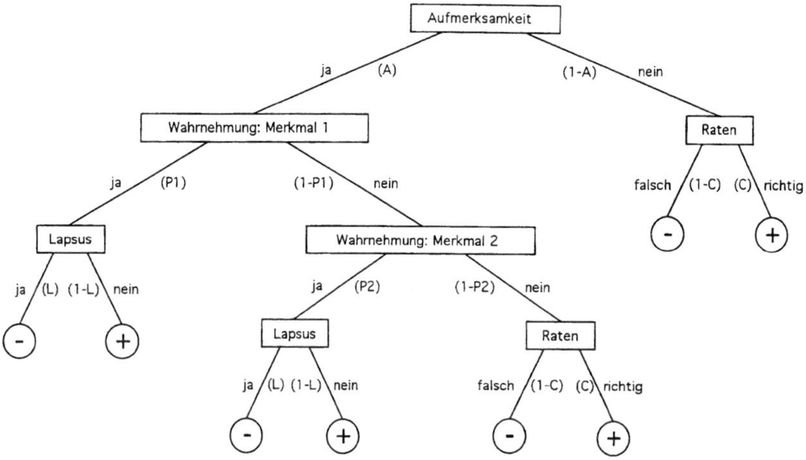

Abbildung 11: *Der Wahrscheinlichkeitsbaum für die Wahrscheinlichkeitsaddition mit Hilfe des Models B. Die Äste, die mit dem + enden, wurden für die Formel berücksichtigt, von links nach rechts stellen sie die folgenden Formelabschnitte dar:* $\alpha, \beta, \gamma, \delta$.

In α und β wird A und L, in γ und δ wird A und C berücksichtigt, so daß das Ergebnis die Antwortwahrscheinlichkeit angibt. Die Möglichkeiten α bis δ, bei denen die Versuchsperson eine richtige Antwort liefert, sind im Wahrscheinlichkeitsbaum mit einem + dargestellt. In den restlichen Fällen, die im Wahrscheinlichkeitsbaum mit einem - gekennzeichnet sind, antwortet die Versuchsperson falsch. Die Formel, die die Wahrscheinlichkeit der richtigen Antworten angibt, beinhaltet nur die Einzelwahrscheinlichkeiten, für die von der Versuchsperson richtig beantworteten Aufgaben.

Die **Gesamtformel (2)** lautet:

$$
\begin{aligned}
P_{det} = \; & A * P_{W1} * (1 - L) + \\
& A * (1 - P_{W1}) * P_{W2} * (1 - L) + \\
& A * (1 - P_{W1}) * (1 - P_{W2}) * C + \\
& (1 - A) * C
\end{aligned}
$$

Bei der Wahrscheinlichkeitsaddition wurden in beiden Formeln die Wahrscheinlichkeiten P_{W1} und P_{W2} eingesetzt. Diese wurden aus den experimentell ermittelten Antwortwahrscheinlichkeiten P_{A1} und P_{A2}, die den Prozent-Korrekt-Werten entsprachen, ermittelt. Die Berechnung der Wahrnehmungswahrscheinlichkeiten aus den Antwortwahrscheinlichkeiten erfolgte anhand folgender Formeln:

Modell A: Formel (3)

$$\boxed{P_{W1} = (P_{A1} - C) * 2}$$

$$\boxed{P_{W2} = (P_{A2} - C) * 2}$$

Modell B: Formel (4)

$$\boxed{P_{W1} = \frac{(P_{A1} - C)}{0{,}4606}}$$

$$\boxed{P_{W2} = \frac{(P_{A2} - C)}{0{,}4606}}$$

was entspricht:

$$\boxed{P_{W1} = (P_{A1} - C) * 2,1711}$$

$$\boxed{P_{W2} = (P_{A2} - C) * 2,1711}$$

Die Formeln (3) und (4) erhält man durch das Null-Setzen von P_{W1} bzw. P_{W2} in (1) und (2). Anschließend löst man (1) und (2) nach P_{W2} bzw. P_{W1} auf, wobei P_{det} der jeweiligen Antwortwahrscheinlichkeit entspricht. Zu beachten ist, daß im Modell B die Wahrnehmungswahrscheinlichkeiten in (4) nach oben korrigiert werden, da bei diesem Modell der Lapsus die Antwortwahrscheinlichkeit erniedrigt.

2.13 Normierung der Leuchtdichte-Sprünge

Die Normierung der vom Computerprogramm in Prozent ausgerechneten Werte ermöglichte erst einen direkten Vergleich aller Schwellen. Die in $\frac{cd}{m^2}$ umgerechneten Schwellen und Schritthöhen bezogen sich immer auf die Referenzleuchtdichte von 15 $\frac{cd}{m^2}$, was dem Wert von 25% der vom Monitor maximal darstellbaren Leuchtdichte entsprach. Die Normierung gab auch Auskunft, ob die Reize im Sinne der Autorin, d. h. nach dem Weberschen Gesetz vom Programm ausgerechnet wurden. Mit Hilfe eines Minolta-Leuchtdichtemessgerätes wurden Eichkurven erstellt, mit denen die Umrechnung der Prozent-Werte in Candela-Werte möglich war. Die Kalibrierung ergab die in der Tabelle 5 dargestellten Umrechnungsgleichungen für die Schwellen bei den jeweiligen Gradientensteilheiten.

Die Formel für alle Gradientensteilheiten lautet:

Gradienten-Steilheit	Umrechnungsgerade
Grundschrittweite 0%	$y = 0,6 * x$
Grundschrittweite 2%	$y = 0,012 * x$
Grundschrittweite 4%	$y = 0,027 * x$
Grundschrittweite 6%	$y = 0,043 * x$
Grundschrittweite 8%	$y = 0,060 * x$
Grundschrittweite 10%	$y = 0,083 * x$
Grundschrittweite 15%	$y = 0,136 * x$
Leuchtdichte-Zielelement	$y = 0,6 * x$

Tabelle 5: *In der Tabelle sind Geraden, die für die Umrechnung der Programmausgabe in [%] in [$\frac{cd}{m^2}$]-Werte für die jeweiligen Gradientensteilheiten erforderlich sind, dargestellt.*

$$\boxed{y = (a * g^2 + b * g) * x}$$

dabei bedeuten:

- g Grundschrittweite des Gradienten in %
- x die Schwelle in Prozent
- y die Sprunghöhe in $\frac{cd}{m^2}$
- a Faktor mit dem Betrag: $2,1 * 10^{-4}$
- b Faktor mit dem Betrag: $6 * 10^{-3}$

Die Regressionsgeraden und Gleichungen wurden mit Hilfe des Programms *MacCurveFit, Version 1.0.3* angepaßt.

Die einzelnen Gradienten-Grundschrittweiten, die vom Programm in Prozent der vom Monitor maximal darstellbaren Leuchtdichte ausgegeben wurden, entsprachen an der Referenzleuchtdichte von $15\frac{cd}{m^2}$ folgenden $\frac{cd}{m^2}$ - Werten:

Ausgabe des Programms	entspricht $\frac{cd}{m^2}$:
2%	$1{,}2\frac{cd}{m^2}$
4%	$2{,}4\frac{cd}{m^2}$
6%	$3{,}6\frac{cd}{m^2}$
8%	$4{,}9\frac{cd}{m^2}$
10%	$6{,}2\frac{cd}{m^2}$
15%	$9{,}2\frac{cd}{m^2}$

Tabelle 6: *Die Tabelle zeigt die Grundschrittweiten (GSW) der jeweiligen Gradienten in % der maximal darstellbaren Leuchtdichte des Monitors und in [$\frac{cd}{m^2}$].*

3 Ergebnisse

3.1 Vorversuche

3.1.1 Einfluß der Darbietungsdauer auf die Schwellen

Das Schaubild in Abbildung 12 zeigt die Abhängigkeit der Leuchtdichte-Zielelement-Schwellen von der Darbietungszeit der Reizelemente. Für die Hauptversuche sollte eine Darbietungszeit gewählt werden, in der die Reizelemente eindeutig erkannt werden, die Schwellen stabil bleiben und das Absuchen durch Augenbewegungen noch nicht möglich ist. Der ausgesuchte Wert für die Darbietungsdauer sollte somit im Plateau der Kurve liegen. Als optimaler Wert erwies sich für unsere Versuche die Darbietungszeit von 200 ms.

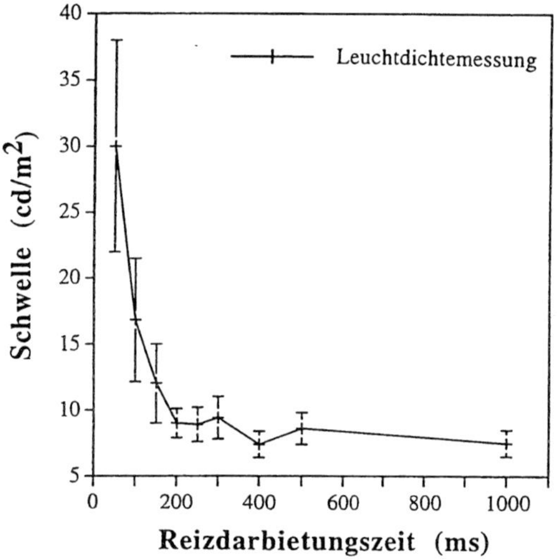

Abbildung 12: *Leuchtdichte-Zielelement-Schwellen einer Versuchsperson (A.G.) in Abhängigkeit von der Reizdarbietungszeit*

3.1.2 Einfluß der Orientierung der Reizelemente auf die Schwellen

Es wurden Schwellen bei senkrechten, radialen und zufälligen Balkenorientierungen untersucht. Die Anordnung der Reizelemente wirkte sich nicht wesentlich auf die Leuchtdichte-Zielelement- und Gradienten-Sprung-Schwellen aus. Hingegen wurden bei den Orientierungs-Zielelement-Schwellen mit den Darbietungsmöglichkeiten: senkrecht und radial, bei der senkrechten Anordnung eindeutig bessere Schwellen erzielt. Dies ist darauf zurückzuführen, daß bei der radialen Anordnung die Reizelemente selbst schon unterschiedliche Orientierung zur Vertikalen aufweisen, was das Erkennen einer Orientierungsabweichung erschwert. Damit in allen Versuchen optimale Schwellen erreicht werden können, wurde die senkrechte Reizanordnung gewählt.

3.1.3 Abhängigkeit der Schwellen von der Referenzleuchtdichte

Es wurden Leuchtdichte-Zielelement-Schwellen bei verschiedenen Referenzleuchtdichten gemessen. Da die Leuchtdichte-Zielelement-Wahrnehmung nur im mittleren Leuchtdichtebereich dem Weberschen Gesetz folgt, mußte darauf geachtet werden, daß die Referenzleuchtdichte sich nicht im zu niedrigen oder zu hohen Leuchtdichtebereich befindet. Im Bereich der zu hohen Leuchtdichte würde eine Sättigung der Sehsinneszellen erreicht werden, im Bereich der zu geringen Leuchtdichte wären die wahrnehmbaren Leuchtdichteunterschiede sehr klein und die Ergebnisse könnten z. B. durch die Raumbeleuchtung und geringe Fehler, die bei der Erzeugung der Reize durch den Rechner bzw. der Darstellung der Reize am Monitor auftreten, stärker beeinflußbar sein. Auch für die Darbietung der Helligkeits-Gradienten, die ein breites Leuchtdichtespektrum abdecken, war es nötig, eine Referenzleuchtdichte im mittleren Bereich zu wählen. Die Referenzleuchtdichte wurde auf $15\frac{cd}{m^2}$ festgelegt; dies entsprach der Computereinstellung von 25% der vom Monitor maximal darstellbaren Leuchtdichte.

3.1.4 Die Abhängigkeit der Schwellen von der maximalen Objektgrößenvariation

Während der Vorversuche stellte sich heraus, daß bei Leuchtdichte-Zielelement-Darbietungen das Zielelement (ein hellerer Reiz) für die Versuchsperson subjektiv größer erschien. Da das Ausmessen der Reize keine objektive Größendifferenz ergab, mußte dieses Phänomen auf die Wahrnehmung und Verarbeitung der Reize auf der Retina und im Gehirn zurückgeführt werden. Um die Überstrahlungseffekte des hellsten Elementes zu beseitigen und der Versuchsperson die Möglichkeit zu nehmen, unbewußt nicht nur den hellsten, sondern auch den am größten erscheinenden Reiz (eine neue Dimension, die hier nicht untersucht werden sollte) zu suchen, wurde ein neuer Parameter, die *maximale Größendifferenz der Reizelemente* eingebaut. Dieser Parameter steuerte die Größenvariation der Reizelemente und wurde auf 5% festgelegt, d. h. die einzelnen Reize variierten zufällig in der Größe bis zu 5%, wobei das Zielelement immer die Größe von 3 auf 12 Winkelminuten aufwies. Es gab also Ablenkelemente, die größer, kleiner oder gleich groß wie das Zielelement waren. Die Versuchsperson war nun nicht mehr im Stande, aufgrund der subjektiv wahrgenommenen *Größe des Reizelementes* die Entscheidung zu treffen, ob ein Zielelement da war oder nicht. Die Größendifferenz der Reizelemente durfte jedoch nicht zu groß eingestellt werden, da die Leuchtdichte-Unterschieds-Schwellen mit wachsender Größeninhomogenität der Reizelemente schlechter wurden. Die Frage, ob ein größerer Reiz auch heller erscheint, weil er mehr helle Pixel aufweist, kann nach Spillmann und Werner [69] verneint werden.

3.1.5 Wahl des Reizobjektabstandes

Es ist bekannt, daß der Reizobjektabstand einen Einfluß auf die Wahrnehmungsleistungen der Versuchspersonen besitzt. Eine zu hohe Dichte der Reizelemente am Monitor verursacht eine Verschlechterung der Wahrnehmungsleistungen (*Crowding Effekt*), [4, 7, 80]). Sind die Reizelementabstände andererseits zu groß, können nicht genügend Reizelemente auf dem Bildschirm dargeboten werden. Für unsere Versuche erwies sich der Sehwinkelabstand zwischen zwei Reizelementen von 21 Winkelminuten als optimal. Da in den Experimenten die Objektanzahl variiert wurde, der Winkelabstand zwischen den Objekten jedoch fest bleiben sollte, mußte zwischen den auf dem imaginären Kreis angeordneten Reizelementen eine größere Lücke eingefügt werden. Die Lücke befand sich im unteren Teil des imaginären Kreises und hatte eine feste Position. Wichtig war in diesem Fall, daß die Versuchsperson den im Mittelpunkt des imaginären Kreises gelegenen Fixpunkt fixierte, damit bei allen Versuchen die Reizelemente die gleiche Entfernung zur Fovea besaßen.

3.1.6 Einfluß der Maske auf die Schwellen

Während der Vorversuche wurden Schwellenmessungen ohne Maske und mit verschiedenen Maskentypen durchgeführt, wobei die Masken in ihrer Form und Darbietungsdauer variierten. Die Messungen bei Darbietungen mit einer Maske lieferten, wie erwartet, höhere Schwellen als Schwellenmessungen bei Darbietungen ohne Maske. Durch die Maske wurde der exakte Vergleich der Ergebnisse der verschiedenen Versuche möglich, da jede Versuchsperson den Stimulus jeweils nur 200 ms lang betrachten konnte, ohne der Möglichkeit von Augenbewegungen oder der Analyse eventueller Nachbilder.

Folgende Typen von Masken wurden verwendet:

1. Maskenelemente, welche die gleiche Form besitzten wie die Einzelelemente des Testreizes:
   - rechteckige Maskenelemente mit gleicher Orientierung wie die Testreizelemente
   - rechteckige Maskenelemente mit zufälliger Orientierung
2. Runde Maskenelemente, die die rechteckigen Testreizelemente vollständig abdecken

Es wurden aus folgenden Gründen bei allen Versuchen die kreisrunden Maskenelemente vorgezogen:

1. Es konnte für alle Schwellenmessungen die gleiche Maske verwendet werden. Die Überdeckbarkeit der Reizelemente unabhängig von deren Orientierung war vor allem bei den Orientierungs-Schwellenmessungen von Bedeutung. Auch gekippte Reizobjekte konnten dadurch mit der gleichen Maske gedeckt werden.

2. Da die Maskendarbietung direkt, also ohne einen zeitlichen Abstand auf die Testreizdarbietung folgte, war die Unterscheidung zwischen den Testreizelementen und den Maskenelementen leichter, wenn sich diese in ihrer Form unterschieden.

Die Maskendarbietungsdauer. Es wurden Schwellenwerte aus Messungen von Darbietungen mit verschiedenen Maskendarbietungsdauern verglichen. Die Maske, die nur für 30 ms erschien, wurde kaum wahrgenommen; diejenige, die für 100 ms erschien, produzierte selbst relativ starke Nachbilder. Als optimal erwies sich die Maske, die für 60 ms dargeboten wurde. Diese wurde für alle Versuche verwendet.

Maskengestaltung. Die einzelnen Maskenelemente hatten unterschiedliche Leuchtdichten, da eine homogene Maske, vor allem bei den Leuchtdichte-Zielelement-Versuchen, die Möglichkeit geboten hätte, den Leuchtdichtekontrast zwischen dem Zielelement und der Maske zusätzlich als Entscheidungskriterium zu verwenden. Dieses Phänomen war besonders stark ausgeprägt, wenn die Maske insgesamt eine niedrigere Leuchtdichte besaß als der Testreiz. Durch die Inhomogenität und das große Leuchtdichtespektrum der Maskenelemente war also gewährleistet, daß als Entscheidungskriterium nur die Leuchtdichteunterschiede im Testreiz verwendet wurden. Die Leuchtdichte der einzelnen Maskenelemente variierte zwischen 12,6 $\frac{cd}{m^2}$ und 42 $\frac{cd}{m^2}$ und war randomisiert.

Damit auch die Orientierungsreize regelrecht maskiert werden, wurden die kreisrunden Maskenelemente mit verschieden orientierten Linien versehen. Das in den Versuchen verwendete Maskenelement ist in Abb. 2 dargestellt.

3.1.7 Wahl der Versuchsperson-Monitor-Entfernung

Die Versuchsperson-Monitor-Entfernung wurde auf 5 Meter festgelegt. Dieser große Abstand war notwendig, damit die Versuchspersonen in den Orientierungs-Zielelement-Versuchen nicht die einzelnen Pixel an den Rechteckkanten der aus der Vertikalen gekippten Rechtecke wahrnehmen konnten. Das Entscheidungskriterium sollte nämlich nicht das Noniuskriterium der einzelnen Pixel sein, sondern der Orientierungsunterschied des ganzen Rechtecks gegenüber allen anderen Rechtecken.

3.1.8 Wahl der PEST-Parameter

Es wurde untersucht, wie schnell sich die PEST-Strategie der Schwelle nähern soll, um diese einerseits zuverlässig bestimmen zu können, aber andererseits auch ausreichende Meßdaten im unter- und überschwelligen Bereich zu erhalten, die für die Ermittlung der psychometrischen Funktion benötigt wurden. Bei den Leuchtdichte-Zielelement- und Gradienten-Sprung-Messungen erwiesen sich die in Tab. 7 angegebenen Parameter als sinnvoll.

Startschrittweite für die Amplitude	3 dB
Abbruchsschrittweite für die Amplitude	0,1 dB
WALD-Konstante	1,5
Ziel-Antwort-Wahrscheinlichkeit	75%
Anzahl der Darbietungen	100

Tabelle 7: *Die PEST-Parameter bei Leuchtdichte- und Gradienten-Sprung-Versuchen.*

Bei der Orientierungs-Zielelement-Schwellenmessung wurde die WALD-Konstante auf W=1,0 gesetzt, damit das Verfahren schneller konvergiert und nicht zu viele Messungen mit demselben Wert durchgeführt werden. Die Ziel-Antwort-Wahrscheinlichkeit wurde auf den Wert von 68% gesetzt, um auch den unterschwelligen Teil der psychometrischen Funktion, der für die Berechnung der unterschwelligen Reize für die Interaktionsversuche nötig war, genau zu bestimmen. Die Darbietungsanzahl pro Versuchsdurchgang betrug 300, damit genügend viele Werte für die Erstellung der psychometrischen Funktion vorlagen.

3.1.9 Wahl des Statistikverfahrens

Es wurden zwei Statistikverfahren untersucht:

1. Im ersten Verfahren wurden nur Darbietungen mit einem Zielelement für die Schwellenberechnung berücksichtigt. Der Nachteil dieses Verfahrens bestand darin, daß Versuchspersonen, die vermehrt den Knopf für *Zielelement anwesend* drückten, zu niedrige Schwellen erhielten.

2. Bei dem zweiten Statistikverfahren wurden Darbietungen mit und ohne Zielelement für die Schwellenbestimmung miteinbezogen. Die Schwierigkeit bei diesem Verfahren lag darin, daß einer Darbietung ohne Zielelement eine bestimmte Zielelementausprägung zugeordnet werden mußte. Um eine möglichst genaue Zuordnung zu erreichen, war es nötig, die WALD-Konstante möglichst

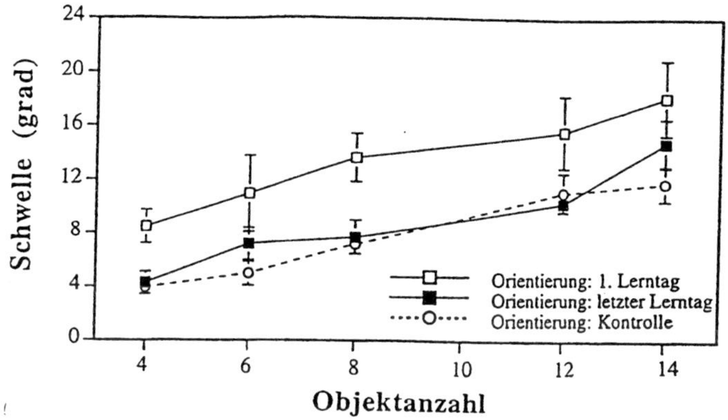

Abbildung 13: *Über vier Versuchspersonen gemittelte Schwellen für die Erkennung eines durch den Orientierungsunterschied definierten Zielelementes während der Lernversuche.*

hoch zu wählen. Dies hatte zur Folge, daß lange genug an einem bestimmten Wert gemessen wurde und dadurch die Zuordnung der Darbietung ohne Zielelement zu einer bestimmten Darbietung mit Zielelement möglichst exakt erfolgen konnte. Die WALD-Konstante wurde auf den Wert von W=1,5 festgelegt.

In den in dieser Studie beschriebenen Versuchen wurde das zweite Statistikverfahren angewendet.

3.2 Versuchsreihe 1: Trainings-Versuche

In den drei folgenden Abbildungen 13 bis 15 wurden die Mittelwerte der Schwellenmessungen der vier Versuchspersonen gegen die Objektanzahl aufgetragen. Die Versuchspersonen trainierten für die Versuchsreihen "Interaktion" sowie "Gradienten-Sprung". Für die Interaktionsversuche mußten zunächst Orientierungs- und Leuchtdichte-Zielelement-Versuche trainiert werden. Die oberen Kurven der Abb. 13 bis 15 stellen die Mittelwerte der Meßergebnisse in der ersten Trainingssitzung dar (Symbol: weiße Quadrate), die mittleren Kurven die Mittelwerte der Messungen in der letzten Trainingssitzung (Symbol: schwarze Quadrate). Die unteren Kurven zeigen die Mittelwerte der Ergebnisse der Kontrollsitzung, die am Ende aller Versuche durchgeführt wurde (Symbol: weiße Kreise).

Die in allen drei Abbildungen deutliche vertikale Versetzung der Kurven hin zum Bereich geringerer Schwellenwerte zeigt, daß in allen drei Modalitäten Lernprozesse stattfanden.

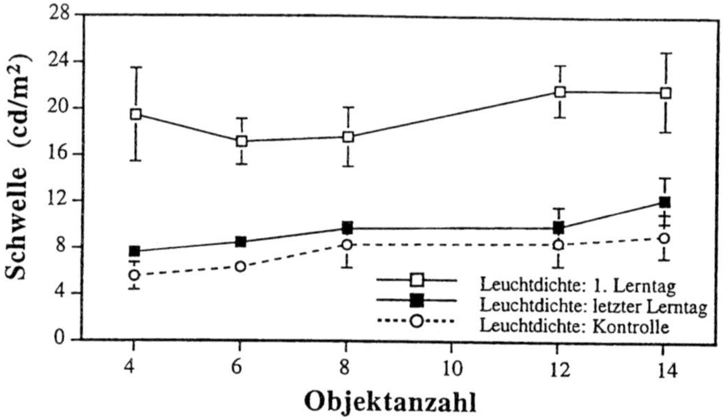

Abbildung 14: *Über vier Versuchspersonen gemittelte Schwellen für die Erkennung eines durch den Leuchtdichteunterschied definierten Zielelementes während der Lernversuche.*

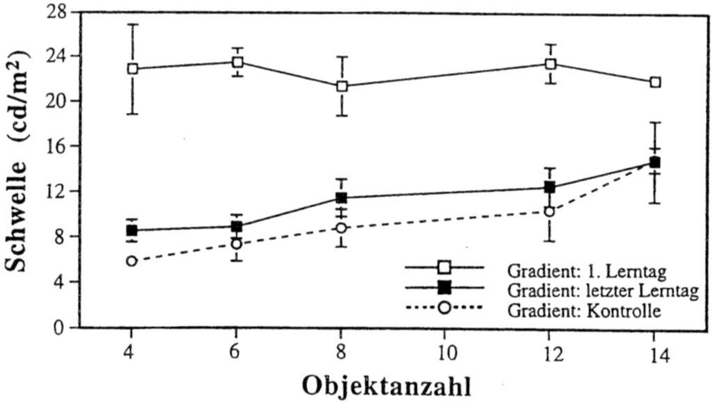

Abbildung 15: *Über vier Versuchspersonen gemittelte Schwellen für die Erkennung eines Leuchtdichte-Sprunges innerhalb eines Leuchtdichtegradienten während der Lernversuche.*

In der Modalität Orientierungs-Zielelement brauchten die Versuchspersonen drei Trainingssitzungen, um stabile Schwellenwerte zu erzielen. Die Schwellen verbesserten sich ca. um den Faktor 1,5. Die Kontrollmessung zeigt, daß in den Hauptversuchen nur in einem sehr geringen Ausmaß dazugelernt wurde. Die Kontrollkurve überschneidet sich mit der Kurve aus der letzten Trainingssitzung. Die Schwellen verbesserten sich während der Hauptversuche durchschnittlich um ca. 11,9%.

Die Modalität Leuchtdichte-Zielelement wurde in vier Trainingssitzungen eingeübt. Die Schwellen verbesserten sich bis zu dieser letzten Trainingssitzung etwa um den Faktor 2. Die Kontrollmessung zeigt, daß die Versuchspersonen in geringem Maße auch noch während der Hauptversuche dazugelernt haben. Die Schwellen verbesserten sich durchschnittlich um ca. 21% im Vergleich zur letzten Trainingssitzung.

In der Modalität Gradienten-Sprung benötigten die Versuchspersonen sechs Trainingssitzungen, um stabile Schwellenwerte zu erzielen. Das Erlernen dieser Modalität fiel allen Versuchspersonen schwerer als das Erlernen der beiden anderen Modalitäten. Bis zur letzten Trainingssitzung verbesserten sich die Resultate ca. um den Faktor 2. Ähnlich wie bei den Leuchdichte-Zielelement-Versuchen lernten die Versuchspersonen während der Hauptversuche in geringem Maße dazu. Der Lernzuwachs betrug ca. 15,8% der erreichten Schwellen in der letzten Trainingssitzung.

3.3 Versuchsreihe 2: Interaktion

3.3.1 Kombinations-Versuche

Schwellenmessungen. In den Schaubildern 16 bis 21 sind die Ergebnisse der Schwellenmessungen der einzelnen Versuchspersonen und im Schaubild 22 die Mittelwerte über alle Versuchspersonen aufgeführt.

Es wurden folgende Schwellen gemessen:

1. bei Darbietungen, die ein Leuchtdichte-Zielelement beinhalten (L);

2. bei Darbietungen, bei denen das Leuchtdichte-Zielelement mit einem unterschwelligen, anhand der psychometrischen Funktion ausgerechneten Orientierungsreiz der Ausprägung von 62,5% (L+Or.1) oder 57,5% (L+Or.2) der Richtig-Antwort-Wahrscheinlichkeit, kombiniert wurde (siehe Kap. 2.3.4).

Die Mittelwerte zeigen eine deutliche Verbesserung der Schwellen bei der Kombination der beiden Modalitäten. Das Ausmaß der Interaktion zwischen den beiden Modalitäten wurde mit Hilfe der Prozent-Korrekt-Messungen genauer untersucht.

Prozent-Korrekt-Messungen. In diesen Versuchen wurden die anhand der Schwellenmessungen gemessenen, sowie die anhand der psychometrischen Funktion ausgerechneten Werte für die Zielelementausprägungen auf dem Bildschirm für 200 ms dargeboten. Die Versuchspersonen mußten entscheiden, ob ein Zielelement, das je nach Versuch als Leuchtdichte-, Orientierungsunterschied oder als Kombination aus beiden definiert wurde, im Reiz vorhanden war oder nicht.

Die Abkürzungen, die in den Schaubildern 23 bis 29 verwendet wurden, sind in der Tabelle 8 dargestellt.

Abkürzung	Erklärung
L	**Messung** der %-Korrekt an der Leuchtdichte-Schwelle
Or.1. bzw. Or.2.	**Messung** der %-Korrekt bei einer festen Einstellung des unterschwelligen Orientierungs-Zielelementes, mit einer anhand der psychometrischen Funktion berechneten Richtig-Antwort-Wahrscheinlichkeit von 62,5% (Or.1.) bzw. 57,5% (Or.2.)
L+Or.1. bzw. L+Or.2.	**Messung** der %-Korrekt bei der Kombination des Leuchtdichte- und des unterschwelligen Orientierungs-Zielelements von Or.1. bzw. Or.2.
L+Or.1.**A**, L+Or.1.**B**, L+Or.2.**A**, L+Or.2.**B**	**Berechnung**: Das Ergebnis der Wahrscheinlichkeitsaddition mit Hilfe der Modelle **A** bzw. **B** bei der Kombination beider Modalitäten
L.Kontroll	**Kontrollmessung** an der Leuchtdichte-Schwelle, die am Schluß aller Messungen durchgeführt wurde, um auszuschließen, daß die Verbesserung der %-Korrekt-Ergebnisse durch Lerneffekte erzielt wurde.

Tabelle 8: *Erklärung der Abkürzungen, die in den Graphen der Interaktionsversuche verwendet wurden.*

Die Schaubilder 23 bis 28 zeigen die Ergebnisse der einzelnen Versuchspersonen. Die Abb. 29 zeigt über alle Versuchspersonen gemittelte Daten. Auf der Ordinate ist der Prozentsatz richtiger Antworten und auf der Abszisse sind die einzelnen Versuchsteile einer Versuchsreihe aufgetragen.

Aus den Abb. 23 bis 29 wird deutlich:

1. Die Prozent-Korrekt-Messungen bei der Leuchtdichte bestätigen die Ergebnisse der Schwellenmessungen mit der PEST-Strategie mit der Schwellendefinition von 75% der Richtig-Antwort-Wahrscheinlichkeit. Der Mittelwert der Prozent-Korrekt-Daten bertägt 74,8% und hat einen Standardfehler von 0,9.

2. Die Prozent-Korrekt-Messungen bei den unterschwelligen Orientierungs-Zielelementen bestätigen die anhand der psychometrischen Funktion be-

rechneten Ergebnisse. Die theoretische Ausprägung der Orientierungs-Zielelemente beträgt: 62,5% und 57,5%. Die Messungsergebnisse betragen 63,7 mit einem Standardfehler von 1,6 und 56,7 mit einem Standardfehler von 1,1.

3. Durch die Kombination beider Modalitäten wurde eine deutliche Verbesserung der Prozent-Korrekt-Ergebnisse erzielt.

4. Die Verbesserung ist, wie erwartet, bei der Orientierungszumischung von 63,7% der Richtig-Antwort-Wahrscheinlichkeit höher als bei der Zumischung von 56,7%.

5. Das Meßergebnis bei der Kombination der beiden Modalitäten ist höher als das anhand der Wahrscheinlichkeitsaddition auf der Grundlage der Modelle A und B errechnete Ergebnis.

6. Beide Modelle unterscheiden sich nur sehr geringfügig. Das Modell B, in dem auch die Aufmerksamkeits- und Lapsuswahrscheinlichkeit berücksichtigt wurde, zeigt eine niedrigere als die erwartete Richtig-Antwort-Wahrscheinlichkeit.

7. Die Leuchtdichte-Kontrollmessung zeigt eine leichte Verschlechterung der Leuchtdichte-Prozent-Korrekt-Ergebnisse am Ende des Versuchsdurchlaufs. Somit konnte die Verbesserung der Ergebnisse bei der Kombination der beiden Modalitäten durch Lerneffekte ausgeschlossen werden. Die leichte Verschlechterung der Prozent-Korrekt-Ergebnisse könnte auf die Ermüdung der Versuchspersonen am Ende der einstündigen Versuchsreihe zurückgeführt werden.

Um das unter Punkt 5 beschriebene Ergebnis auf Signifikanz zu überprüfen, wurde mit dem Programm Stat-View der *gepaarte t-Test* zwischen den Versuchsergebnissen und den Ergebnissen der theoretischen Berechnungen anhand der Modelle A und B durchgeführt (z. B. in der ersten Zeile der Tabelle 9 wurde das Ergebnis der Prozent-Korrekt-Messungen bei der Kombination der Leuchtdichteausprägung entsprechend der 75% der Richtig-Antwort-Wahrscheinlichkeit (A.W.) mit der Orientierungsausprägung entsprechend der A.W. von 63,7 mit dem Ergebnis der Berechnung anhand des Modells A verglichen). Die Tabelle 9 zeigt das Ergebnis des statistischen Vergleiches.

Bei Kombination der Leuchtdichte-Zielelemente mit dem unterschwelligen Orientierungsreiz der Ausprägung 56,7% sind die Ergebnisse der Prozent-Korrekt-Messungen signifikant höher als die Ergebnisse der theoretischen Berechnung anhand der Wahrscheinlichkeitsaddition mit Modellen A und B. Der p-Wert für das Modell A beträgt 0,029, für das Modell B 0,0362. Der Vergleich der Prozent-Korrekt-Meßergebnisse der Versuche, bei denen die Leuchtdichte mit der unterschwelligen Orientierung der Ausprägung 63,7% kombiniert wurde, mit den Model-

	Mittelwert	DF	t-Wert	**p-Wert**
%-korrekt Leucht.u.63,7%Or - Modell A	3,757	5	2,715	0,0420
%-korrekt Leucht.u.63,7%Or - Modell B	3,192	5	2,237	0,0755
%-korrekt Leucht.u.56,7%Or - Modell A	4,528	5	3,031	0,0290
%-korrekt Leucht.u.56,7%Or - Modell B	4,258	5	2,840	0,0362

Tabelle 9: *Die Ergebnisse der gepaarten t-Tests für den Vergleich der Meßergebnisse der Prozent-Korrekt-Messungen der Kombinationsversuche mit den Modellen A und B.*

len A und B zeigt, daß die Versuchspersonen signifikant bessere Prozent-Korrekt-Werte erzielten als es anhand des Modells A theoretisch zu erwarten wäre. Die Ergebnisse der theoretischen Berechnung mit dem Modell B waren nicht signifikant verschieden von den Ergebnissen der Messung. Der p-Wert betrug bei dem Vergleich mit dem Modell B 0,0755 und bei dem Vergleich mit dem Modell A 0,042.

3.3.2 Störelement-Versuche

In der Abb. 30 wurden die Leuchtdichte-Schwellen in $\frac{cd}{m^2}$ der einzelnen Versuchspersonen als Funktion der Ausprägung des Orientierungs-Störelements in Grad dargestellt. Für diese Kurven wurden Regressionsgeraden berechnet. Deren Steigungen sind in der Tabelle 10 aufgeführt.

Versuchsperson	Steigung der Regressionsgerade
MT	0,053
JR	-0,009
MS	0,082
LG	0,021
AG	0,047
AK	0,067

Tabelle 10: *Steigungen der Regressionsgeraden für die Abhängigkeit der Leuchtdichteschwelle von der Ausprägung des Orientierungs-Störelementes der einzelnen Versuchspersonen.*

Mit einer Ausnahme haben alle Regressionsgeraden positive Steigungen, das heißt, daß die Schwellen mit steigender Ausprägung des Orientierungs-Störelementes auch ansteigen. Um die Signifikanz der Abhängigkeit der Leuchtdichte-Schwellen von der Orientierungs-Störelement-Ausprägung zu demonstrieren, wurde ein *t-Test* durchgeführt. In der Tabelle 11 sind die Ergebnisse dargestellt.

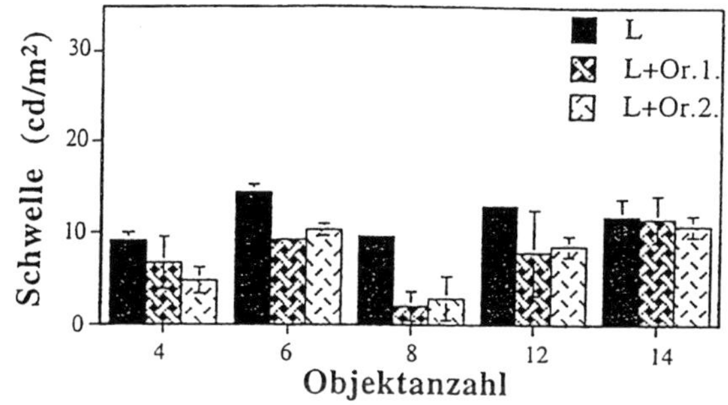

Abbildung 16: *Versuchsperson JR.*

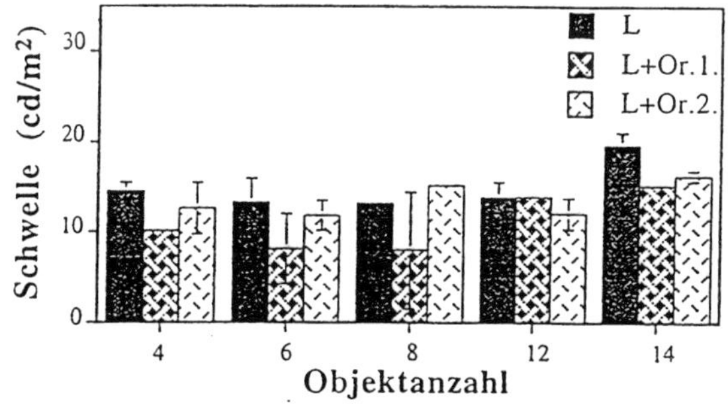

Abbildung 17: *Versuchsperson MS.*

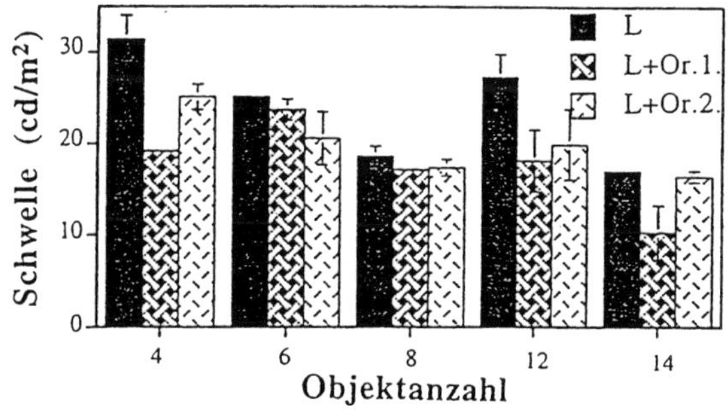

Abbildung 18: *Versuchsperson LG.*

Leuchtdichteschwellen in Abhängigkeit von der Zumischung der unterschwelligen Orientierung bei verschiedenen Objektanzahlen.

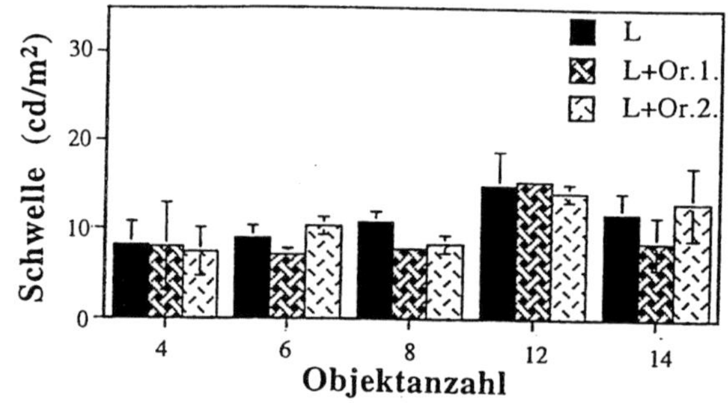

Abbildung 19: *Versuchsperson MT.*

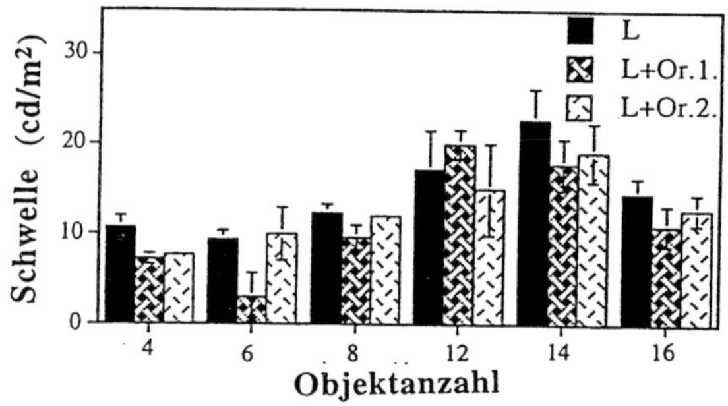

Abbildung 20: *Versuchsperson AK.*

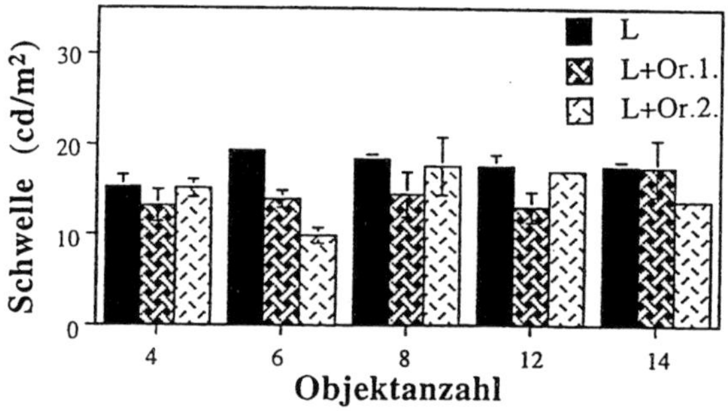

Abbildung 21: *Versuchsperson AG.*

Leuchtdichteschwellen in Abhängigkeit von der Zumischung der unterschwelligen Orientierung bei verschiedenen Objektanzahlen.

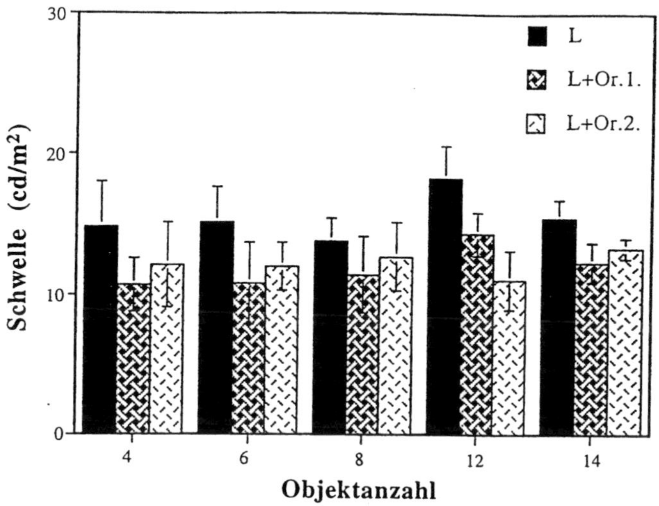

Abbildung 22: *Gemittelte Schwellen der sechs Versuchspersonen in Abhängigkeit von der Objektanzahl. L-Leuchtdichteschwelle, L+Or.1.-Schwelle bei der Kombination von Leuchtdichte und unterschwelliger Orientierung der Ausprägung 62,5% der Richtig-Antwort-Wahrscheinlichkeit, L+Or.2.-Schwelle bei der Kombination von Leuchtdichte und unterschwelliger Orientierung der Ausprägung 57,5% der Richtig-Antwort-Wahrscheinlichkeit.*

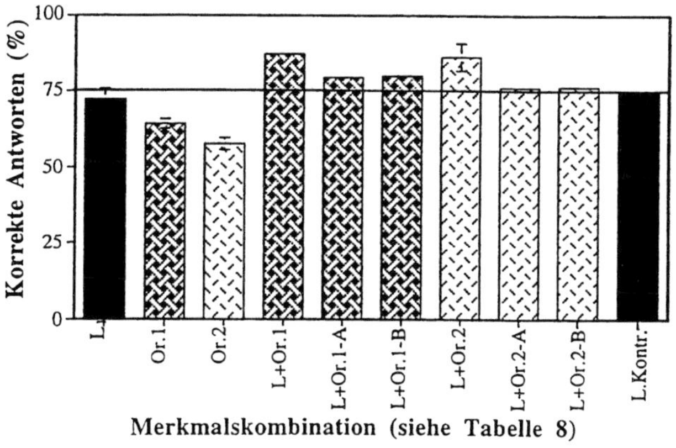

Abbildung 23: *Versuchsperson JR.*

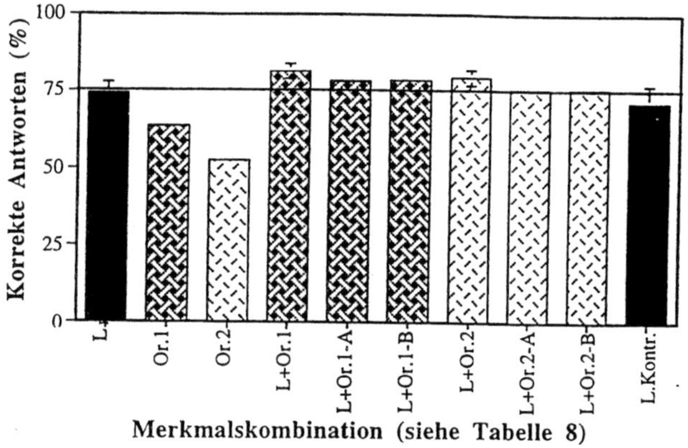

Abbildung 24: *Versuchsperson MS.*

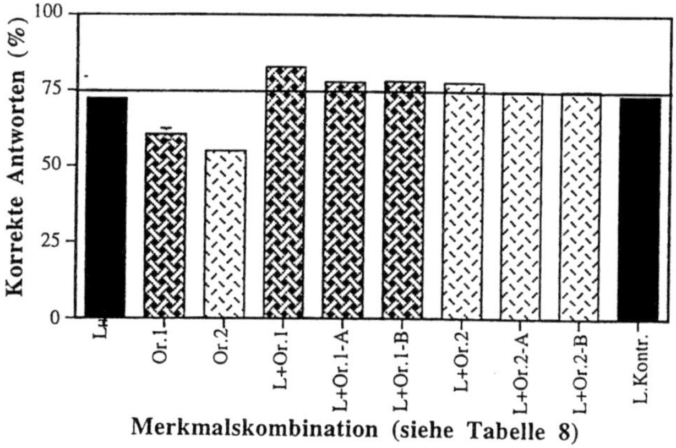

Abbildung 25: *Versuchsperson LG.*

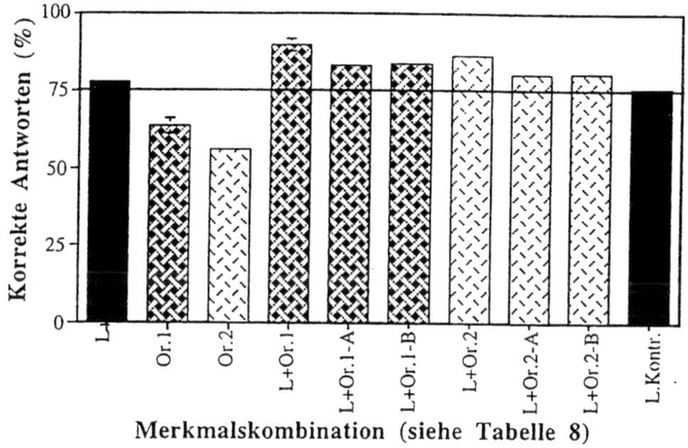

Abbildung 26: *Versuchsperson MT.*

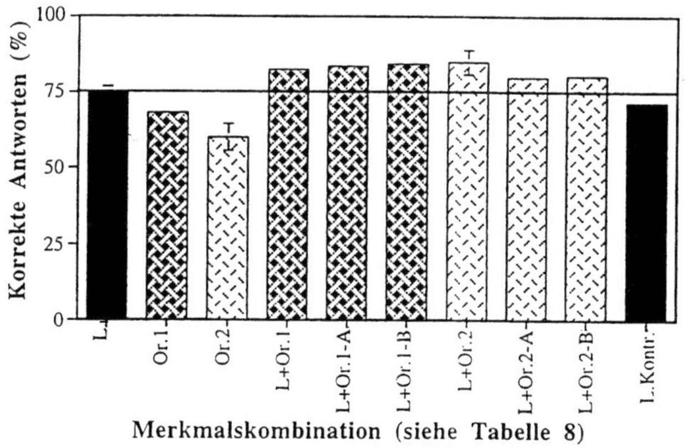

Abbildung 27: *Versuchsperson AK.*

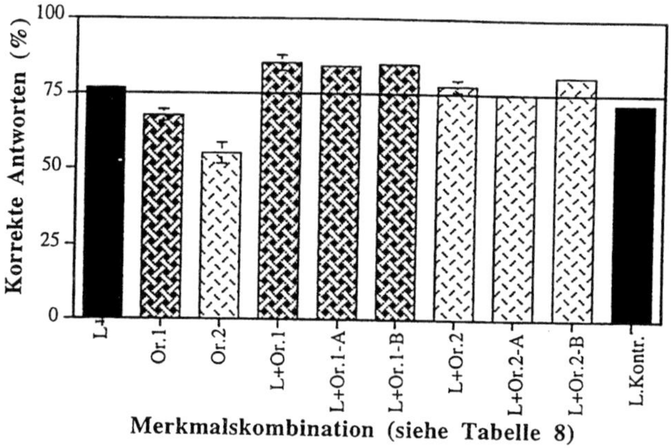

Abbildung 28: *Versuchsperson AG.*

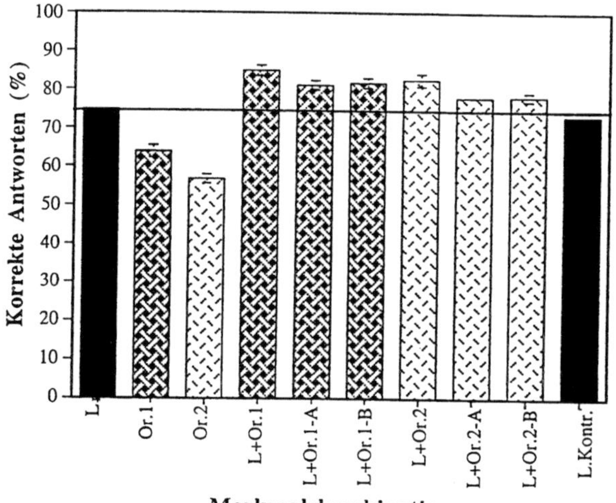

Abbildung 29: *Über 6 Versuchspersonen gemittelte Prozent-Korrekt-Ergebnisse, sowie Ergebnisse der Berechnung der Wahrscheinlichkeitsaddition mit Hilfe der Modelle A und B. Die genaue Erklärung der Abkürzungen ist in der Tabelle 8 zu finden.*

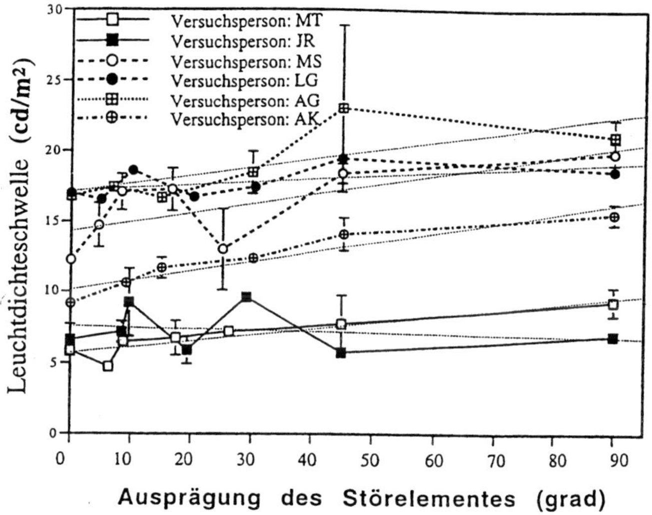

Abbildung 30: *Leuchtdichteschwellen der einzelnen Versuchspersonen als Funktion der Ausprägung des Orientierungs-Störelementes.*

	Mittelwert	DF	t-Wert	**p-Wert**
Regressionsgeradensteigung - vgl. mit Null	0,044	5	3,242	0,0229

Tabelle 11: *Ergebnisse des ungepaarten t-Tests bei dem die Steigung der Regressionsgeraden der Störelement-Ergebnisse mit der Steigung Null verglichen wurden.*

Das Ergebnis des Tests: der *p-Wert* beträgt 0,0229 und zeigt, daß die Steigungen der Kurven signifikant von Null verschieden sind; dies bedeutet, daß Leuchtdichteschwellen von der Störelement-Ausprägung abhängig sind.

Auch die Abbildung 31, in dem die Mittelwerte über alle Versuchspersonen dargestellt sind, zeigt einen Anstieg der Leuchtdichte-Schwellen in Abhängigkeit von der Ausprägung des Orientierungs-Störelementes. In diesem Schaubild wurde die Ausprägung des Orientierungs-Störelementes als Vielfaches der jeweiligen Orientierungs-Schwelle der Versuchsperson und zusätzlich bei den Störelementausprägungen von 45 und 90 Grad dargestellt, was die Mittelung der Einzeldaten der Versuchspersonen ermöglichte.

Erklärung der Abszissenbeschriftung der Abb. 31:

- Der *erste* Kurvenpunkt zeigt Schwellenergebnisse der Darbietungen ohne

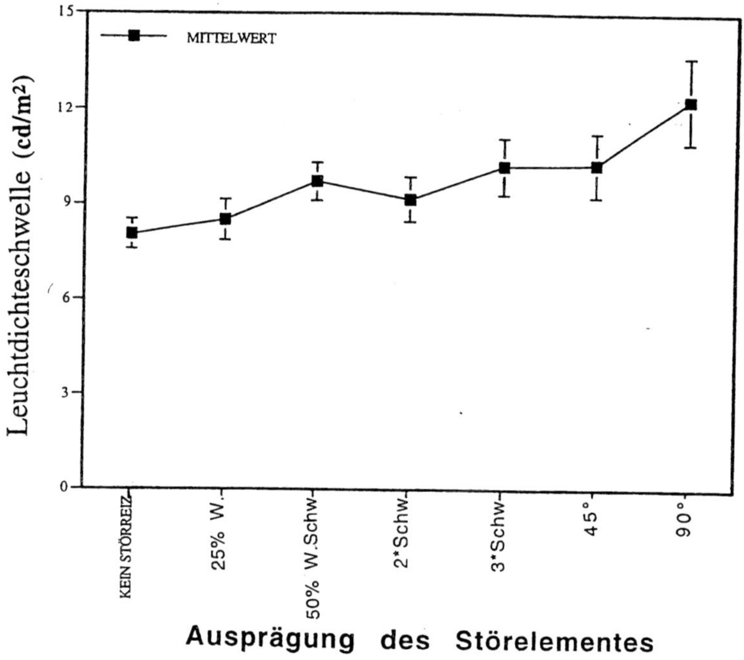

Abbildung 31: *Über 6 Versuchspersonen gemittelte Leuchtdichteschwellen in Abhängigkeit von der Ausprägung des Orientierungs-Störelementes. Die Ausprägung des Orientierungs-Störelementes ist als Vielfaches der Orientierungs-Schwelle der einzelnen Versuchspersonen und zusätzlich bei den Störelementausprägungen von 45 und 90 Grad aufgetragen.*

Störelement.

- Der *zweite* Kurvenpunkt zeigt die Leuchtdichte-Schwellenergebnisse für Darbietungen mit einer Störelementausprägung von 25% der Wahrnehmungs-Wahrscheinlichkeit, was dem Wert 62,5% der Richtig-Antwort-Wahrscheinlichkeit entspricht.

- Der *dritte* Kurvenpunkt stellt die Leuchtdichte-Schwellenergebnisse dar für Darbietungen, bei denen das Orientierungs-Störelement den Wert der Orientierungs-Schwelle annimmt.

- Im *vierten* Kurvenpunkt nimmt das Orientierungs-Störelement den Wert der doppelten Schwelle an.

- Im *fünften* Kurvenpunkt nimmt es den Wert der dreifachen Orientierungs-Schwelle an.
- Der *sechste* Kurvenpunkt wurde gemessen bei einer Ausprägung des Störelementes von 45 Grad.
- Im *letzten* Kurvenpunkt betrug die Ausprägung des Störelementes 90 Grad.

3.4 Versuchsreihe 3: Gradient

3.4.1 Gradienten-Sprung-Schwellen

Die Abbildungen 32 bis 37 zeigen die Ergebnisse der Gradienten-Sprung-Schwellenmessungen der einzelnen Versuchspersonen. In der Abb. 38 wurden die Mittelwerte über die Daten aller Versuchspersonen dargestellt.

In den Graphen wurde auf der Abszisse die Grundschrittweite (GWS) in $\frac{cd}{m^2}$ aufgetragen, auf der Ordinate die Gradienten-Sprung-Schwellen ebenfalls in $\frac{cd}{m^2}$.

Die Graphen der einzelnen Versuchspersonen zeigen, daß die Schwellen mit wachsender Grundschrittweite auch ansteigen. Die Steigungen der Regressionsgeraden sind positiv (mit einer einzigen Ausnahme bei Versuchsperson MT bei 14 Objekten). In der Tabelle 12 sind die Steigungen der Regressionsgeraden eingetragen.

Objektanzahl	MT	MS	AG	LG	AK	JR	Mittelwert (Standardfehler)
4	0,451	1,127	0,487	0,447	1,408	1,427	0,891 (0,197)
6	0,741	0,704	0,347	0,517	0,76	0,898	0,661 (0,08)
8	0,981	1,372	0,17	0,701	1,708	0,809	0,967 (0,219)
12	0,67	0,474	0,786	0,567	0,842	0,94	0,713 (0,072)
14	-0,107	2,517	2,129	1,208	1,1	2,117	1,494 (0,393)

Tabelle 12: *Die Steigungen der Regressionsgeraden für die Abhängigkeit der Gradienten-Schwellen von der Grundschrittweite bei einzelnen Versuchspersonen.*

Die Schaubilder der Versuchspersonen JR, MS und LG zeigen eine leichte Abhängigkeit der Gradienten-Sprung-Schwellen von der Objektanzahl. Bei den Versuchspersonen MT, AG und AK ist die Schwelle von der Objektanzahl unabhängig. Das Kriterium der Gradienten-Sprung-Wahrnehmung in Abhängigkeit von der Objektanzahl wurde genauer bei den Reaktionszeit-Versuchen untersucht.

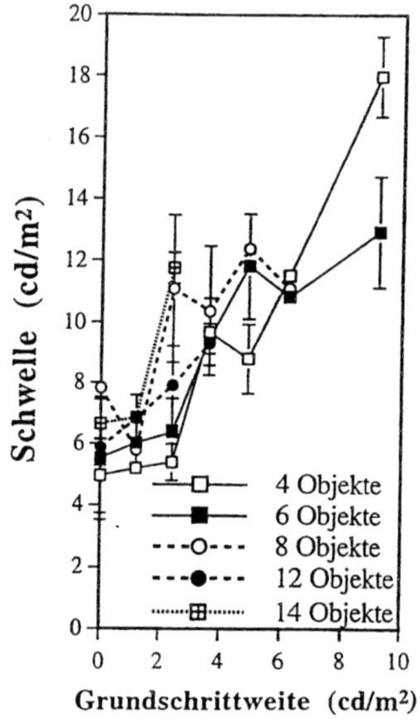

Abbildung 32: *Proband JR.*

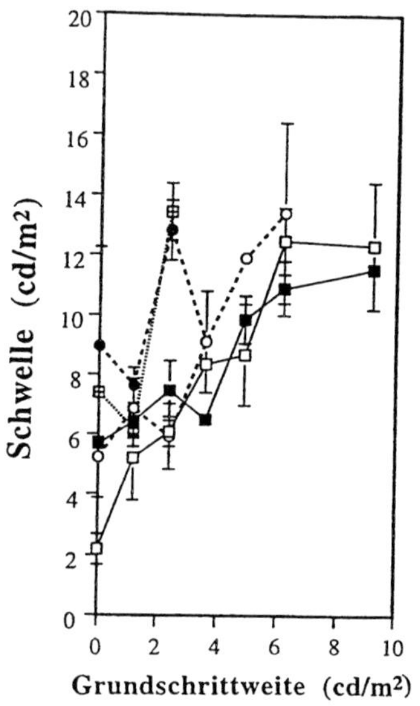

Abbildung 33: *Proband MS.*

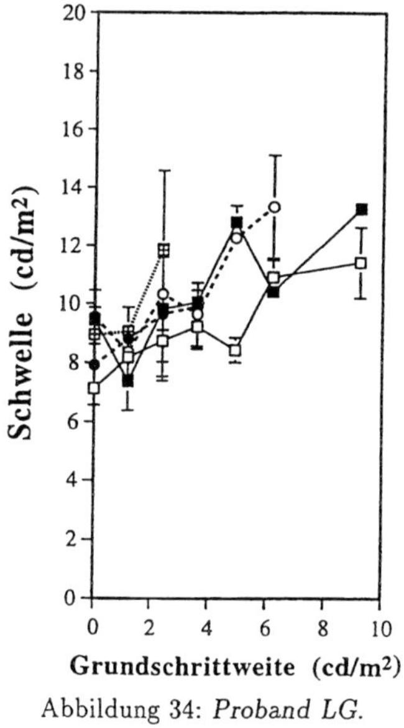

Abbildung 34: *Proband LG.*

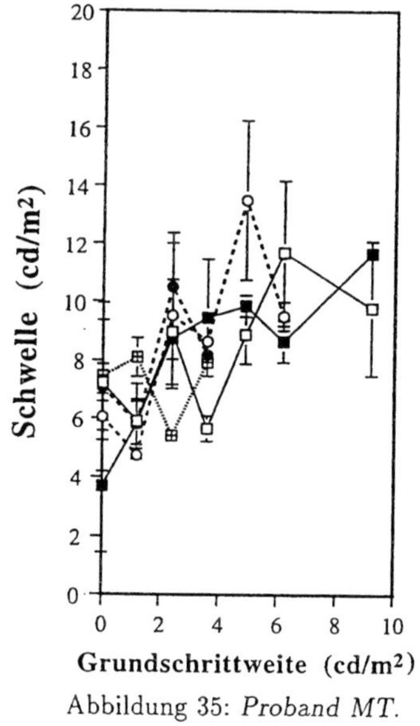

Abbildung 35: *Proband MT.*

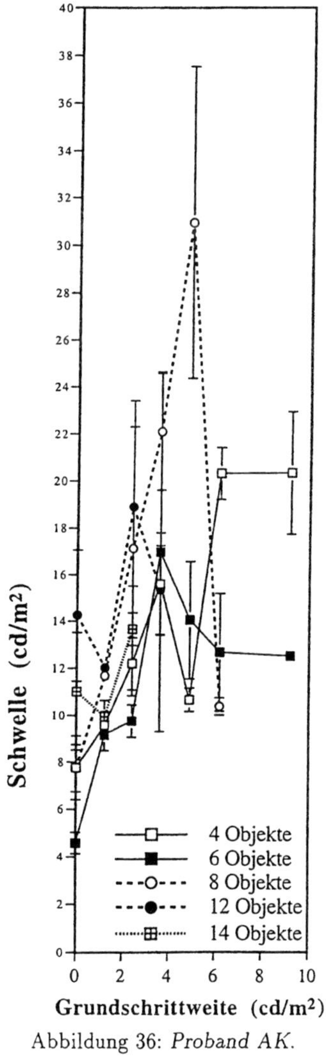

Abbildung 36: *Proband AK.*

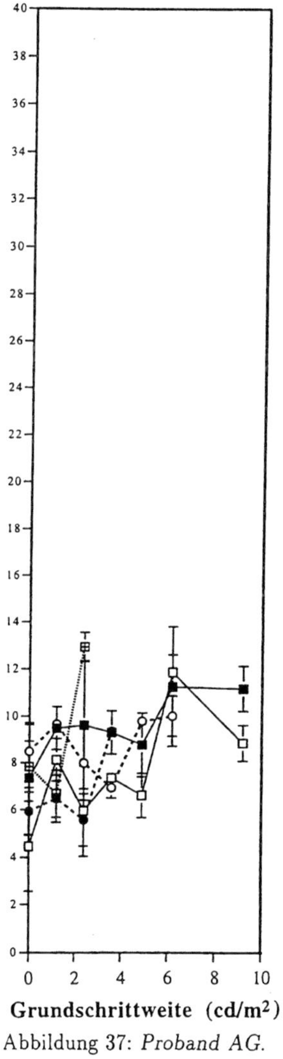

Abbildung 37: *Proband AG.*

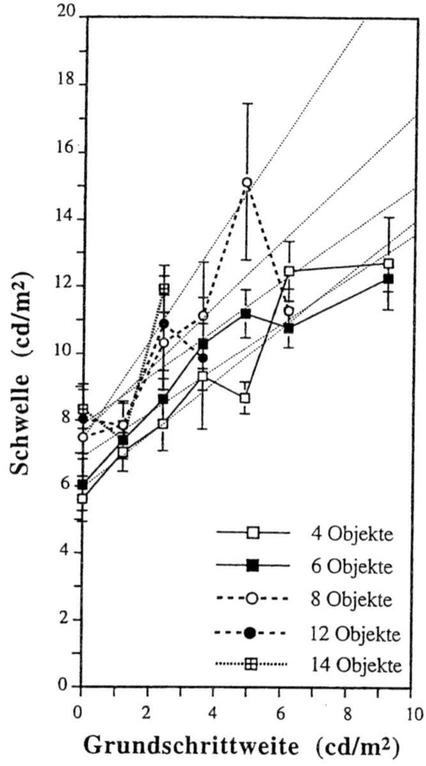

Abbildung 38: *Gemittelte Schwellen der 6 Versuchspersonen für den Leuchtdichte-Gradienten-Sprung als Funktion der Grundschrittweite (GSW).*

Durch den t-Test wurde überprüft, ob die Steigungen der Regressionsgeraden der einzelnen Versuchspersonen (siehe Tab. 12) signifikant von Null verschieden sind. In der Tabelle 13 sind die Ergebnisse dargestellt:

Regressionsgeradensteigung - vgl. mit Null	Mittelwert	DF	t-Wert	**p-Wert**
4 Objekte	0,891	5	4,524	0,0063
6 Objekte	0,661	5	8,231	0,0004
8 Objekte	0,957	5	4,352	0,0073
12 Objekte	0,713	5	9,961	0,0002
14 Objekte	1,494	5	3,8	0,0126
alle Objektanzahlen	0,943	29	8,701	< 0,0001

Tabelle 13: *Ergebnisse des ungepaarten t-Tests für den Vergleich der Regressionsgeradensteigungen der Gradienten-Schwellenergebnisse der 6 Versuchspersonen mit der Steigung Null.*

Die p-Werte bei den Objektanzahlen 4, 6, 8, 12 und bei allen Objektanzahlen zusammen zeigen, daß der Unterschied der Steigungen der Geraden von Null hochsignifikant ist. Bei 14 Objekten ist der Unterschied der Steigungen von Null signifikant (p-Wert$= 0,0126$). Dies spricht für eine Abhängigkeit der Schwellen von der Grundschrittweite.

Die mittlere Steigung beträgt 0,943 und hat den Standardfehler von 0,15. Die Steigung beträgt also ungefähr 1. Bei Betrachtung der Abbildungen fällt auf, daß von einem bestimmten Wert ausgehend, der bei der Grundschrittweite von Null erreicht wird, eine lineare Beziehung zwischen den Schwellen und der Grundschrittweite besteht. Anders ausgedrückt, ist der Schwellenzuwachs proportional zur Grundschrittweite. Der Vergleich der Steigungen der Regressionsgeraden mit der Steigung 1 durch den t-Test liefert das in der Tabelle 14 dargestellte Ergebnis.

Regressionsgeradensteigung - vgl. mit 1	Mittelwert	DF	t-Wert	**p-Wert**
4 Objekte	0,109	5	0,552	0,6044
6 Objekte	0,339	5	4,218	0,0083
8 Objekte	0,043	5	0,197	0,8517
12 Objekte	0,287	5	4,006	0,0103
14 Objekte	0,494	5	1,256	0,2645
alle Objektanzahlen	0,057	29	0,523	0,6047

Tabelle 14: *Das Ergebnis des gepaarten t-Tests für den Vergleich der Regressionsgeradensteigungen der Gradienten-Schwellen-Ergebnisse mit der Steigung 1.*

Wenn man alle Objektanzahlen zusammen betrachtet gibt es keinen signifikanten Unterschied zwischen den Steigungen der Regressionsgeraden und einer Gerade mit der Steigung 1. Das selbe gilt auch für die Objektanzahlen 4, 8 und 14. Bei der Objektanzahl 6 sind die Steigungen der Kurven hochsignifikant, bei der Objektanzahl 12 signifikant von 1 verschieden.

Das Schaubild, in dem die Mittelwerte über alle Versuchspersonen aufgetragen wurden, verdeutlicht die oben beschriebenen Abhängigkeiten. Zusammenfassend wurde festgestellt:

1. Mit wachsender Grundschrittweite steigen die Gradienten-Sprung-Schwellen an. Die Steigungen aller Regressionsgeraden sind positiv.

2. Die Schwellen steigen leicht mit der wachsenden Objektanzahl an.

3.4.2 Gradienten-Reaktionszeit-Messungen

In den Abbildungen 39 bis 52 sind die Daten der einzelnen Versuchspersonen aufgeführt. Die Abbildungen 51 und 52 zeigen das Ergebnis der Mittelung über alle sechs Versuchspersonen. In den Schaubildern ist die Reaktionszeit für die Detektion schwellennaher Gradienten-Sprünge als Funktion der Objektanzahl aufgetragen, wobei schwellennah bedeutet, daß auf die nächst höhere vom Computer darstellbare Leuchtdichtedifferenz aufgerundet wurde. Bei den Schaubildern mit Daten der einzelnen Versuchspersonen sind jeweils die Ergebnisse der Darbietungen ohne Sprung im rechten, die Ergebnisse der Darbietungen mit Sprung im linken Schaubild aufgeführt. In den Abbildungen 51 und 52 sind auch die Regressionsgeraden als dünne gestrichelte Linien aufgetragen.

Um die Abhängigkeit der Reaktionszeiten von der Objektanzahl statistisch zu untersuchen, wurde der t-Test durchgeführt. Es wurden die Steigungen der Regressionsgeraden der einzelnen Versuchspersonen mit der Steigung Null verglichen. In der Tabelle 15 sind die t-Test-Ergebnisse getrennt für Darbietungen mit und ohne Sprung bei verschiedenen Grundschrittweiten dargestellt. Das Ergebnis zeigt, daß bei Darbietungen ohne Sprung die Steigungen der Regresionsgeraden bei den Grundschrittweiten (GSW) 1,2 $\frac{cd}{m^2}$, 2,4 $\frac{cd}{m^2}$ 3,6 $\frac{cd}{m^2}$ und 4,9 $\frac{cd}{m^2}$ signifikant, bei der GSW 0 $\frac{cd}{m^2}$ hochsignifikant von Null verschieden sind. Bei den zwei steilsten Gradienten gibt es keine Signifikanz. Bei Darbietungen mit Sprung gibt es bei den GSWn 2,4 $\frac{cd}{m^2}$, 4,9 $\frac{cd}{m^2}$ und 6,2 $\frac{cd}{m^2}$ einen signifikanten Unterschied von der Steigung Null. Testet man die Regressionsgeradensteigungen der Werte für alle GSWn gegen Null, sind die Ergebnisse für Darbietungen *mit* (p-Wert$= 0,0006$) und *ohne Sprung* (p-Wert$= 0,0037$), sowie für alle Darbietungen zusammen (p-Wert$< 0,0001$) hochsignifikant von Null verschieden.

Der Mittelwert der Steigungen aller Regressionsgeraden nimmt den Wert 8,46 an und hat einen Standardfehler von 1,4. Laut allgemein anerkannter Definition [19]

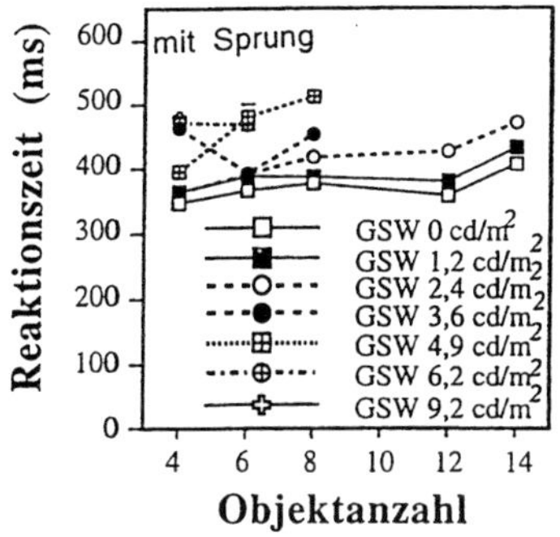

Abbildung 39: *Proband JR.*

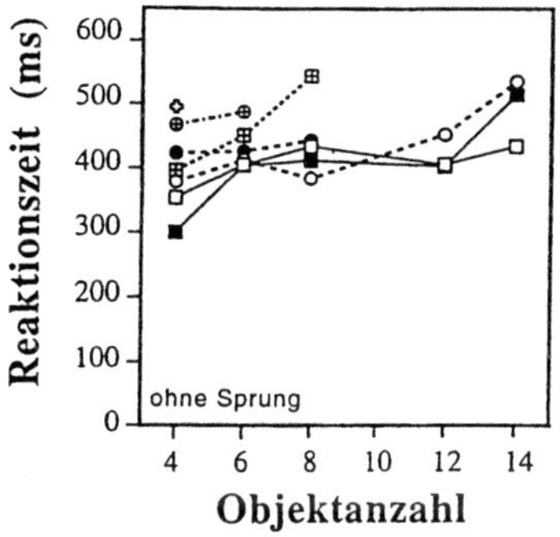

Abbildung 40: *Proband JR.*

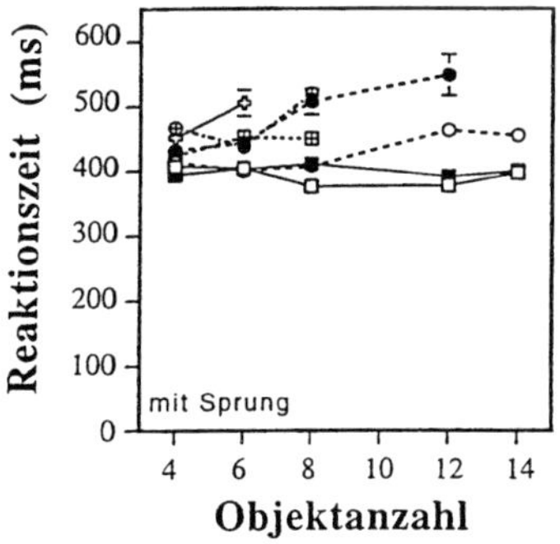

Abbildung 41: *Proband MS.*

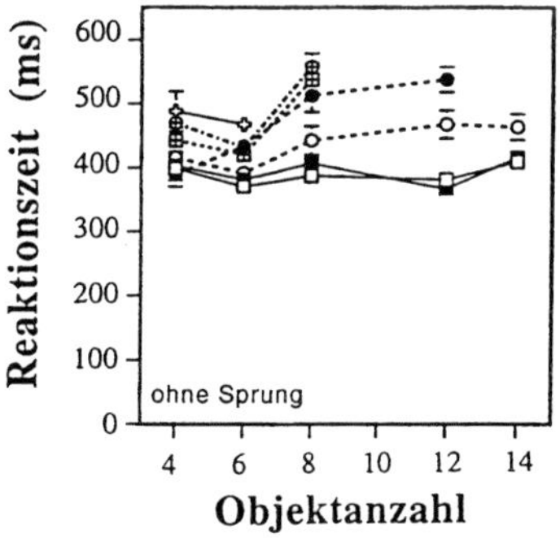

Abbildung 42: *Proband MS.*

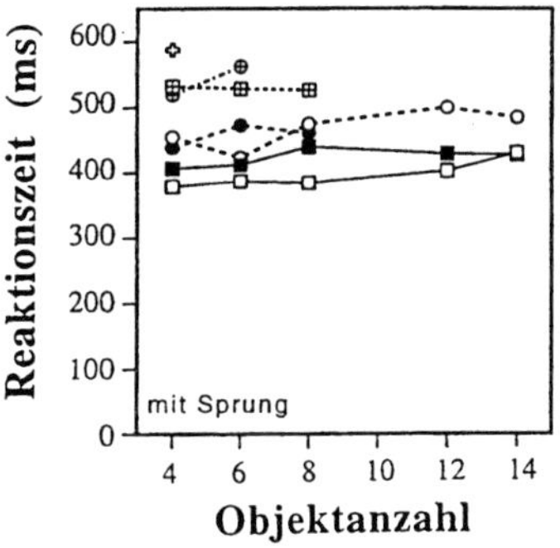

Abbildung 43: *Proband LG.*

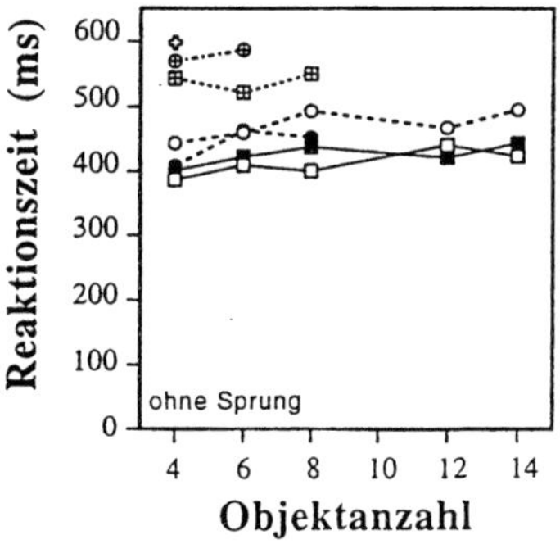

Abbildung 44: *Proband LG*

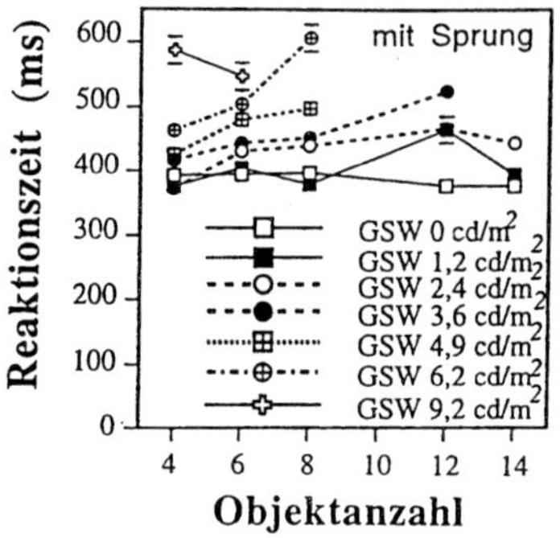

Abbildung 45: *Proband MT.*

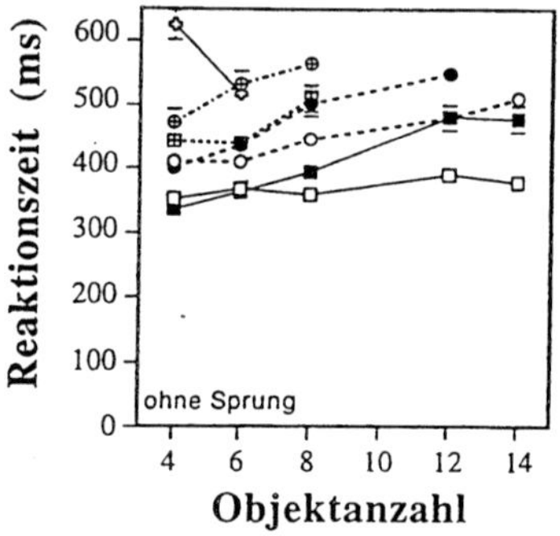

Abbildung 46: *Proband MT.*

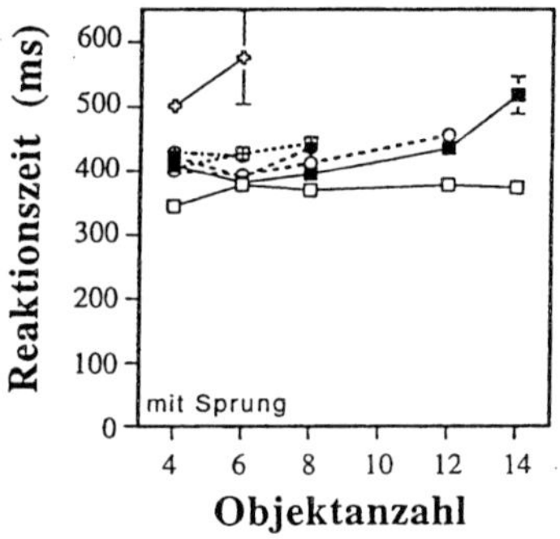

Abbildung 47: *Proband AK.*

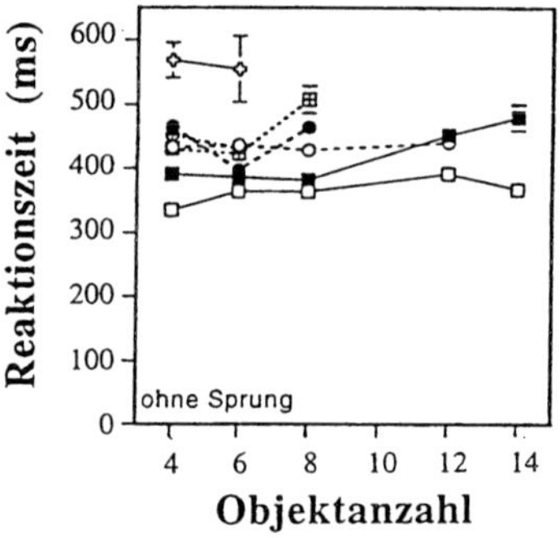

Abbildung 48: *Proband AK.*

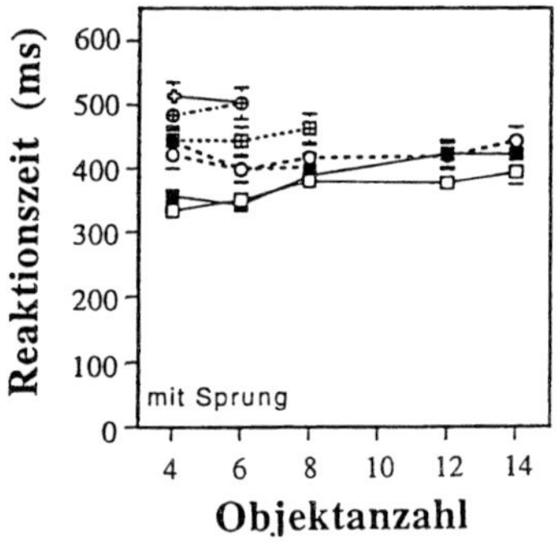

Abbildung 49: *Proband AG.*

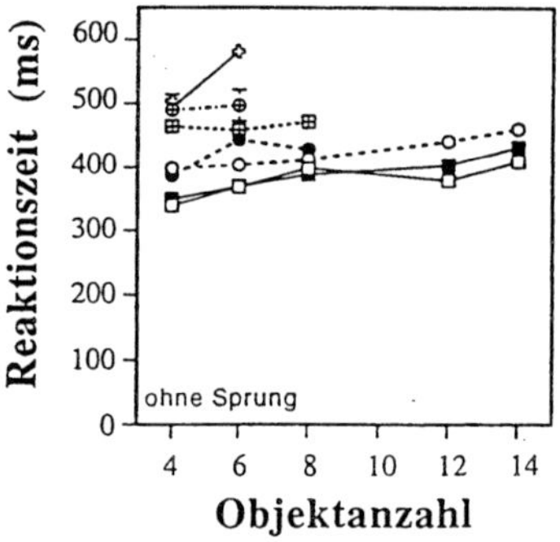

Abbildung 50: *Proband AG.*

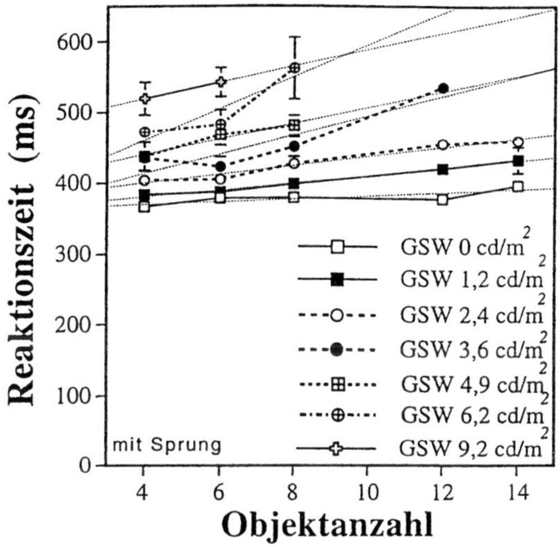

Abbildung 51: *Gemittelte Reaktionszeiten der 6 Versuchspersonen als Funktion der Objektanzahl. Die einzelnen Kurven zeigen die Ergebnisse der jeweiligen Grundschrittweiten. Darbietungen mit Sprung.*

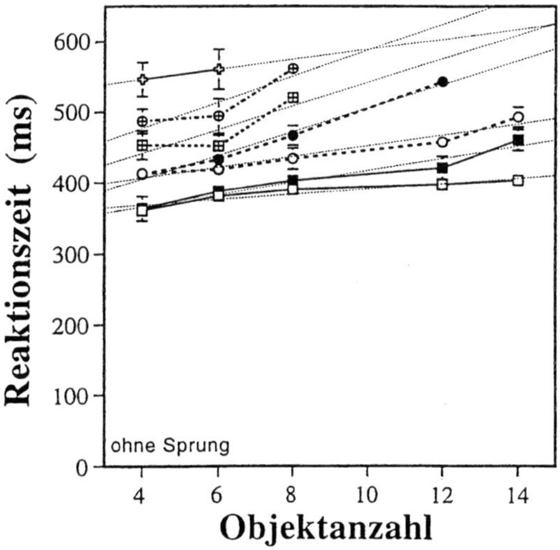

Abbildung 52: *Ergebnisse der 6 Versuchspersonen. Darbietungen ohne Sprung.*

Regressionsgeradensteigung - vgl. mit Null	Mittelwert	DF	t-Wert	**p-Wert**
GSW 0 $\frac{cd}{m^2}$, ohne Sprung	3,787	5	6,001	0,0018
GSW 1,2 $\frac{cd}{m^2}$, ohne Sprung	8,610	5	3,293	0,0216
GSW 2,4 $\frac{cd}{m^2}$, ohne Sprung	6,993	5	3,665	0,0145
GSW 3,6 $\frac{cd}{m^2}$, ohne Sprung	12,668	5	3,411	0,0190
GSW 4,9 $\frac{cd}{m^2}$, ohne Sprung	12,750	5	3,045	0,0286
GSW 6,2 $\frac{cd}{m^2}$, ohne Sprung	13,333	5	1,812	0,1297
GSW 9,2 $\frac{cd}{m^2}$, ohne Sprung	5,200	3	1,564	0,2583
GSW 0 $\frac{cd}{m^2}$, mit Sprung	2,202	5	1,506	0,1925
GSW 1,2 $\frac{cd}{m^2}$, mit Sprung	4,091	5	1,911	0,1142
GSW 2,4 $\frac{cd}{m^2}$, mit Sprung	4,248	5	2,866	0,0352
GSW 3,6 $\frac{cd}{m^2}$, mit Sprung	8,587	5	0,611	0,5681
GSW 4,9 $\frac{cd}{m^2}$, mit Sprung	7,670	5	2,888	0,0343
GSW 6,2 $\frac{cd}{m^2}$, mit Sprung	17,667	5	3,073	0,0277
GSW 9,2 $\frac{cd}{m^2}$, mit Sprung	10,625	3	0,811	0,4767
alle GSWn, ohne Sprung	9,05	39	3,092	0,0037
alle GSWn, mit Sprung	7,87	39	3,764	0,0006
alle GSWn, mit und ohne Sprung	8,46	79	4,810	$< 0,0001$

Tabelle 15: *Das Ergebnis des ungepaarten t-Tests für den Vergleich der Steigungen der Regressionsgeraden der Gradienten-Reaktionszeit-Versuche für verschiedene Grundschrittweiten (GSW) mit der Steigung Null.*

spricht man von Parallelverarbeitung, wenn die Reaktionszeiten um weniger als 15 ms pro Element ansteigen. Die Kurven verlaufen auch bei Parallelverarbeitung nicht ganz flach (dh. haben nicht die Steigung Null), da die Reizwahrnehmung einer Gaußschen Verteilung entspricht, d. h. ein Reiz wird nur mit einer bestimmten Wahrscheinlichkeit auch in seiner Ausprägung als Zielelement bzw. Ablenkelement wahrgenommen [59].

Die aus den Einzelwerten der Regressionsgeradensteigungen berechnete durchschnittliche Reaktionszeit pro Element beträgt bei den Darbietungen ohne Sprung 9,05 (der Standardfehler beträgt 2,2), bei den Darbietungen mit Sprung 7,87 (der Standardfehler beträgt 1,8).

In der Tabelle 16 wurde die für die Entscheidung nötige durchschnittliche Reaktionszeit für die einzelnen Gradientensteilheiten eingetragen, wobei die Ergebnisse aus den Darbietungen *mit* und *ohne Sprung* getrennt aufgetragen wurden. Die Standardfehler sind jeweils in Klammern eingetragen. Es wurde auch der Quotient aus der durchschnittlichen Reaktionszeit bei Darbietungen *ohne Sprung* und der Reaktionszeit bei Darbietungen *mit einem Sprung* errechnet.

Gradienten-Steilheit in $\frac{cd}{m^2}$	*oS*: Reaktionszeit bei Darbietungen *ohne Sprung* in ms (Standardfehler)	*mS*: Reaktionszeit bei Darbietungen *mit Sprung* in ms (Standardfehler)	Verhältnis *oS/mS*
0	386,6 (7,5)	380,1 (4,6)	1,02
1,2	407,2 (16,4)	404,8 (9,3)	1,01
2,4	443,4 (14,6)	430,4 (11,7)	1,03
3,6	463,9 (28,8)	461,6 (25,3)	1,01
4,9	475,4 (22,6)	462,7 (13,2)	1,03
6,2	514,4 (23,6)	505,9 (28,5)	1,02
9,2	553,6 (7,1)	531,1 (11,6)	1,04
Durchschnitt aus allen Steigungen	448,8 (11,5)	440,4 (10,4)	1,02

Tabelle 16: *Die Tabelle zeigt die von den 6 Versuchspersonen durchschnittlich benötigten Reaktionszeiten bei Darbietungen* mit *und* ohne *Sprung. In der letzten Spalte ist das Verhältnis der Reaktionszeiten, die bei Darbietungen* ohne *Sprung benötigt wurden, zu den Reaktionszeiten, die bei Darbietungen* mit *Sprung benötigt wurden, dargestellt.*

Aus der Tabelle kann man entnehmen, daß das mittlere Verhältnis aus den Reaktionszeiten bei Darbietungen ohne Sprung zu Reaktionszeiten bei Darbietungen mit Sprung den Wert 1,02 annimmt. Vergleicht man den Mittelwert der Steigungen der Regressionsgeraden (also den Reaktionszeit-Zuwachs pro Element) bei Darbietungen *mit* und *ohne Sprung*, erhält man für das Verhältnis "Darbietung ohne Sprung/Darbietung mit Sprung" den Wert 1,15. Bei serieller Suche [86] würde aus suchtechnischen Gründen das Verhältnis des Reaktionszeit-Zuwachses pro Element bei "Darbietungen ohne Sprung/Darbietungen mit Sprung" 2 betragen. Dies liegt daran, daß man im Durchschnitt die Hälfte der Reizelemente durchsuchen muß, um den Sprung zu finden. Bei Darbietungen ohne Sprung müßen immer alle Reizelemente durchsucht werden, bis man sich sicher sein kann, daß tatsächlich kein Sprung vorhanden war. Das Verhältnis von 1,15 spricht also eindeutig für parallele Suche. Alle Reizelemente werden simultan, d. h. gleichzeitig wahrgenommen, und es wird entschieden, ob ein Sprung dargeboten wurde oder nicht. Die Versuchsperson betrachtet nicht die einzelnen Reizelemente nacheinander wie es bei der seriellen Suche der Fall ist, sondern nimmt alle Reizelemente simultan in verschiedenen Gesichtsfeldanteilen wahr.

Die Schaubilder der einzelnen Versuchspersonen, sowie noch deutlicher die Schaubilder, die aus gemittelten Daten gewonnen wurden, zeigen:

1. Die Reaktionszeiten steigen mit wachsender Grundschrittweite an. Die einzelnen Kurven, die die Ergebnisse für die jeweiligen Grundschrittweiten darstellen, liegen für größere Grundschrittweiten höher als für niedrigere.

2. Die Gradienten-Reaktionszeiten sind leicht von der Objektanzahl abhängig, da die Kurven einen flachen Verlauf haben und die Steigungen der Regressionsgeraden niedrige Werte annehmen. Dies spricht für eine parallele Verarbeitung der Gradienten-Sprünge.

Als Kriterium für die Vergleichbarkeit der Reaktionszeiten für verschiedene Gradienten-Steilheiten und für die Leuchtdichte-Zielelement-Wahrnehmung wurde der Prozentsatz der richtigen Antworten bei der Reaktionszeitmessung dokumentiert. In den Abbildungen 53 bis 54 sind die Ergebnisse dargestellt. In den Schaubildern ist der Anteil richtiger Antworten in (%) als Funktion der Objektanzahl aufgetragen. Es handelt sich jeweils um Mittelwerte über alle sechs Versuchspersonen. Die Ergebnisse zeigen, daß die %-Werte bei allen Gradienten-Steilheiten und auch bei den Leuchtdichte-Zielelement-Versuchen im Bereich von 90 % (± 5%) liegen.

3.4.3 Vergleich der Gradienten-Sprung-Reaktionszeiten bei GSW Null mit Leuchtdichte-Zielelement-Reaktionszeiten

Die Leuchtdichte-Zielelement-Versuche wurden als Teil der Interaktions-Versuche durchgeführt. Da sich jedoch der Leuchtdichteunterschied des Zielelementes bei diesen Versuchen, genauso wie der Sprung bei den Gradienten-Sprung-Versuchen, auf die Referenzleuchtdichte von 15 $\frac{cd}{m^2}$ bezieht, konnten die Ergebnisse beider Versuchsreihen verglichen werden.

Leuchtdichte-Zielelement-Versuche. Im Schaubild 55 wurden die Mittelwerte der Leuchtdichte-Zielelement-Schwellen der sechs Versuchspersonen gegen die Objektanzahl aufgetragen. Die Ergebnisse zeigen, daß die Schwellen leicht mit der Objektanzahl ansteigen. Sie steigen im Durchschnitt um 0,5 $\frac{cd}{m^2}$ pro Element an.

Nothdurft [55] konnte mit seinen Versuchen zeigen, daß die Wahrnehmung von weit überschwelligen Leuchtdichte-Zielelementen parallel verläuft. In den hier beschriebenen Versuchen wurden die Reaktionszeiten für schwellennahe Zielelement-Ausprägungen gemessen. In der Abbildung 56 sind die Reaktionszeiten auf der Ordinate, die Objektanzahl ist auf der Abszisse aufgetragen. Die Mittelwerte der sechs Versuchspersonen zeigen flach verlaufende Kurven sowohl für die Ergebnisse der Darbietungen mit als auch ohne Zielelement. Die Reaktionszeiten steigen bei

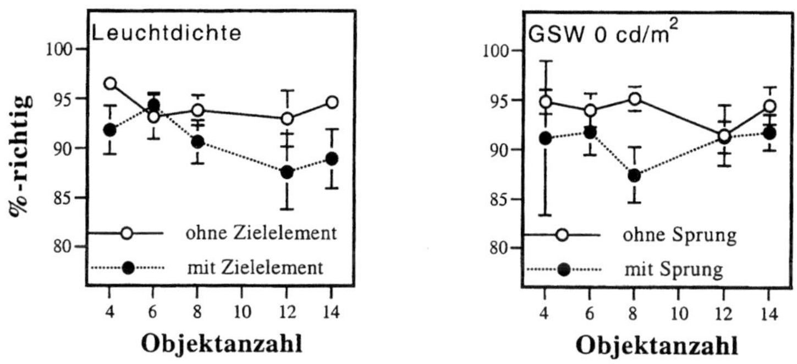

Abbildung 53: *Die Abbildung zeigt den Prozentsatz richtiger Antworten bei den Reaktionszeitmessungen. Im Schaubild links sind die Ergebnisse der Leuchtdichte-Zielelement-Versuche, im Schaubild rechts der Gradienten-Versuche bei der Grundschrittweite Null dargestellt. Die Daten sind getrennt für Ergebnisse bei Darbietungen mit und ohne Zielelement bzw. Sprung aufgeführt.*

den Darbietungen ohne Zielelement durchschnittlich um 5,7 ms, bei den Darbietungen mit Zielelement um durchschnittlich 4,4 ms pro Element an. Das Verhältnis der Reaktionszeit-Anstiege pro Element bei Darbietungen ohne Zielelement zu den Reaktionszeiten bei Darbietungen mit einem Zielelement beträgt 1,3.

Die Ergebnisse lassen die Schlußfolgerung zu, daß die Leuchtdichte auch für Wahrnehmung von schwellennahen Zielelement-Ausprägungen eine parallel verarbeitete Modalität darstellt.

Vergleich der Gradienten-Sprung-Reaktionszeiten bei GSW Null mit Leuchtdichte-Zielelement-Reaktionszeiten. Die Abbildung 57 zeigt die über 6 Versuchspersonen gemittelten Reaktionszeiten als Funktion der Objektanzahl. Die runden Symbole zeigen die Ergebnisse der Gradienten-Sprung-Versuche bei der GSW=0 $\frac{cd}{m^2}$. Die Graphen mit rechteckigen Symbolen spiegeln die Ergebnisse der Leuchtdichte-Zielelement-Versuche wieder. Aus der Abb. 57 wird deutlich, daß alle Kurven geringe Steigungen haben, was für eine parallele Verarbeitung beider Submodalitäten spricht. Außerdem kann man feststellen, daß die Versuchspersonen durchschnittlich längere Reaktionszeiten für die Leuchtdichte-Zielelement-Versuche benötigten als für die Helligkeits-Gradienten-Sprung-Versuche. Die Abbildung 58 zeigt schematisch beide Aufgabentypen.

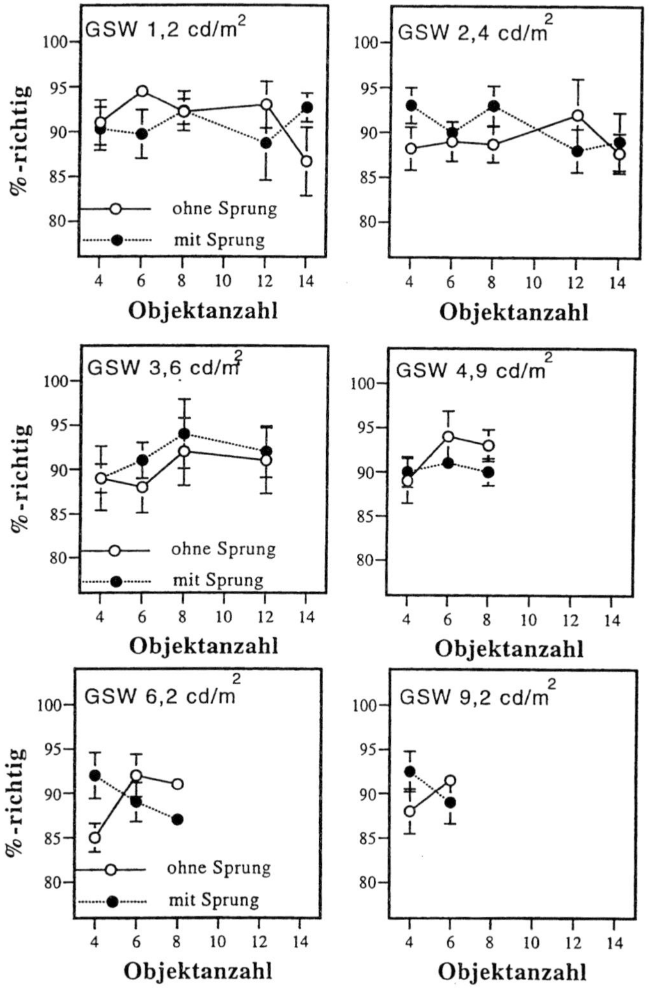

Abbildung 54: In den Schaubildern ist der Prozentsatz richtiger Antworten bei den Reaktionszeitversuchen als Funktion der Objektanzahl aufgetragen. Es handelt sich jeweils um Mittelwerte aller sechs Versuchspersonen. In den verschiedenen Schaubildern sind die Ergebnisse für die verschiedenen Grundschrittweiten (GSW) getrennt nach Darbietungen mit und ohne Sprung dargestellt.

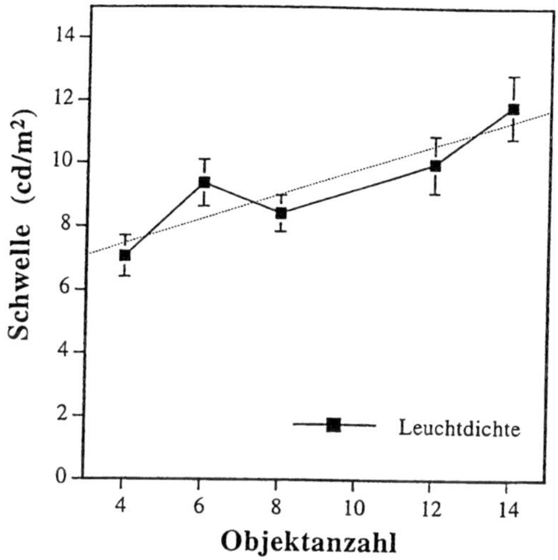

Abbildung 55: *Gemittelte Schwellen der 6 Versuchspersonen für die Abhängigkeit der Leuchtdichte-Zielelement-Schwellen von der Objektanzahl.*

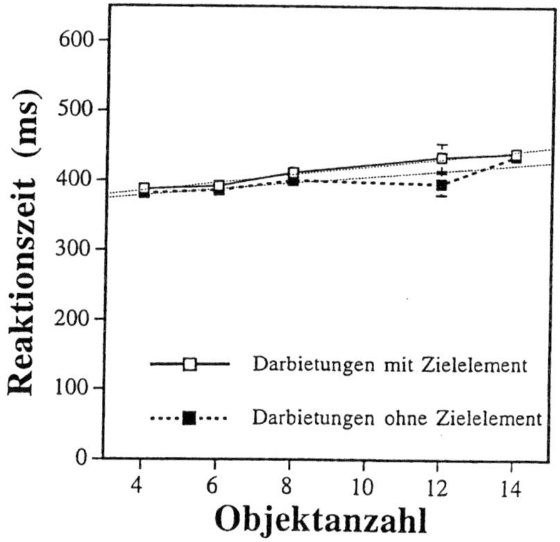

Abbildung 56: *Gemittelte Leuchtdichte-Zielelement-Reaktionszeiten der 6 Versuchspersonen als Funktion der Objektanzahl.*

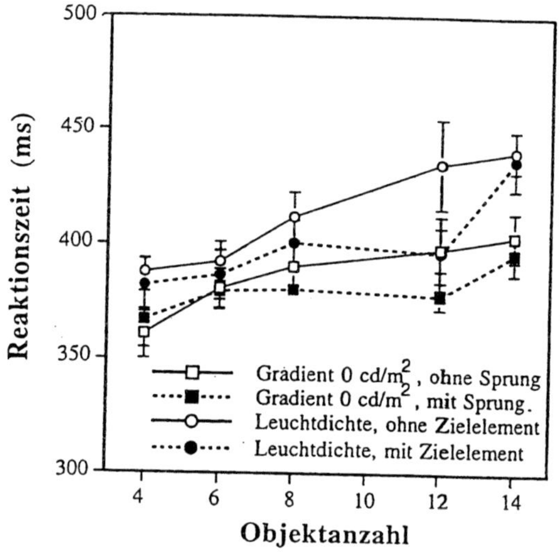

Abbildung 57: *Über 6 Versuchspersonen gemittelte Reaktionszeiten in Abhängigkeit von der Objektanzahl. Vergleich zwischen Gradient mit der GSW=0* $\frac{cd}{m^2}$ *und Leuchtdichte-Zielelement.*

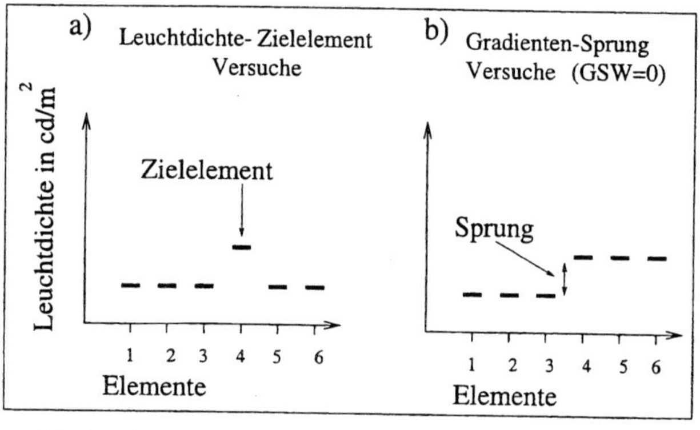

Abbildung 58: *In der Abb. a) ist schematisch eine Leuchtdichte-Zielelement-Darbietung dargestellt. Ein einziges Element hat eine höhere Leuchtdichte, das sog. Zielelement. Die restlichen Elemente haben gleiche Leuchtdichte: die Referenzleuchtdichte. In der Abb. b) ist ein Beispiel der Darbietung mit einem Gradienten mit der GSW=0 dargestellt. Hier gibt es mehrere Elemente, die heller sind als die Referenzelemente.*

Gradient GSW=0 $\frac{cd}{m^2}$ vgl. Leuchtdichte	Mittelwert	DF	t-Wert	**p-Wert**
Sprung- bzw. Zielelement-Darbietungen	20,22	4	3,643	0,0219
ohne Sprung- bzw. Ablenkelement-Darbietungen	26,8	4	5,545	0,0052
Darbietungen mit und ihne Zielelement bzw. Sprung	23,51	9	6,462	0,0001

Tabelle 17: *Das Ergebnis der gepaarten t-Tests. Vergleich zwischen Reaktionszeiten der Gradienten-Versuche (mit der GSW=0* $\frac{cd}{m^2}$*) mit den Reaktionszeiten der Leuchtdichte-Zielelement-Versuche.*

Mit Hilfe des gepaarten t-Tests sollte untersucht werden, ob der Unterschied in den Reaktionszeiten zwischen der beiden Submodalitäten signifikant ist. In der Tab. 17 sind die t-Test-Ergebnisse dargestellt. Beim Vergleich der Darbietungen *mit* Zielelement bzw. Sprung beträgt der p-Wert 0,0219. Das bedeutet, daß die Reaktionszeiten bei Leuchtdichte-Zielelement-Versuchen signifikant höher sind als diejenigen der Gradienten-Sprung-Versuche. Vergleicht man die Darbietungen *ohne* Zielelement bzw. Sprung beträgt der p-Wert 0,0052 und zeigt somit einen hochsignifikanten Unterschied. Wenn man die Darbietungen *mit* und *ohne* Zielelement bzw. Sprung betrachtet erhält man auch einen hochsignifikanten Unterschied zwischen den Reaktionszeiten bei beiden Submodalitäten (der p-Wert beträgt 0,0001).

4 Diskussion

4.1 Lernprozesse

Die Schaubilder im Ergebnisteil (siehe Kap. 3.2) zeigen, daß in allen drei Modalitäten Lernvorgänge stattfanden. In allen drei hier untersuchten Modalitäten wird eine Verbesserung der Schwellen beobachtet. Die Lerneinflüsse waren bei der Leuchtdichte-Zielelement- und Helligkeits-Sprung-Wahrnehmung stärker als bei der Orientierungs-Zielelement-Wahrnehmung.

Es soll erwähnt werden, daß bei der Gradienten-Sprung-Wahrnehmung ausschließlich der Gradient mit der Grundschrittweite (GSW) von 4% (das entspricht 2,4 $\frac{cd}{m^2}$) gelernt wurde. Man erkennt anhand der Abb. 38, daß die Gradienten-Sprung-Schwellen bei der GSW von 2,4 $\frac{cd}{m^2}$ nicht niedriger sind als die Schwellen bei anderen Grundschrittweiten. Es reicht also aus, die Gradienten-Sprung-Wahrnehmung einer einzigen GSW zu lernen, damit die gelernte Information auf alle anderen Grundschrittweiten transferiert wird.

4.2 Interaktion

Mit Hilfe der Interaktions-Versuche sollte erstens die Frage beantwortet werden, in welchem Ausmaß unterschwellige Reize einer Hilfsmodalität (Orientierung) die Wahrnehmung der Hauptmodalität (Leuchtdichte) verbessern, wenn sie mit diesen kombiniert dargeboten werden. Zweitens sollte der Frage nachgegangen werden, ob ein Störelement (ein in seiner Orientierung differierendes Ablenkelement) die Detektion des Leuchtdichte-Zielelementes beeinflußt.

4.2.1 Verarbeitung visueller Modalitäten

Wie schon in der Einleitung beschrieben wurde, gehen viele Autoren (Shopp & Zeki [67], DeYoe & Van Essen [13]) davon aus, daß es eine getrennte Verarbeitung von visuellen Modalitäten gibt. Die Bewegung und Bestimmung der räumlichen Position eines Objektes wird durch das *magnozelluläre System* verarbeitet. Auf das Erkennen von Texturmustern und über Orientierungsunterschied erfaßte Formen hat sich das *parvozelluläre Interblob-System* spezialisiert, auf die Verarbeitung der Farbe das *parvozelluläre Blob-System*. Man geht jedoch davon aus, daß es zahlreiche Interaktionen zwischen den einzelnen Systemen auf fast allen Verarbeitungsstufen gibt. Diese Interaktionen sollten durch die im Kapitel 3.3 beschriebenen Experimente untersucht werden.

Wollte man annehmen, daß die verschiedenen Modalitäten eines Reizes erst auf einer relativ hohen Ebene nach einer Schwellenoperation zu einem Ganzen verbunden werden, wäre eine Verarbeitung unterschwelliger Reize und damit eine Wahrnehmungsverbesserung durch diese nicht zu erwarten, bzw. es wäre bei Fluktuationen der Schwelle bestenfalls eine Wahrscheinlichkeitsaddition zu erwarten.

4.2.2 Interaktion

Die oben beschriebenen Ergebnisse zeigen jedoch, daß die Kombination des unterschwelligen Orientierungsreizes mit dem Leuchtdichtereiz zu einer eindeutigen Verbesserung der Schwellen und Prozent-Korrekt-Ergebnisse führt. Die Meßergebnisse waren, wie erwartet, bei der Ausprägung der Orientierungszumischung von 62,5% der Richtig-Antwort-Wahrscheinlichkeit (was 25% der Wahrnehmungs-Wahrscheinlichkeit entspricht) besser als bei der Zumischung von 57,5% der Richtig-Antwort-Wahrscheinlichkeit (was 15% der Wahrnehmungs-Wahrscheinlichkeit entspricht).

Die Meßergebnisse der Kombinations-Versuche waren signifikant besser als die theoretisch mit Hilfe der Wahrscheinlichkeitsaddition mit Modellen A und B berechneten Ergebnisse. Die erreichten Meßergebnisse lassen sich nicht durch alleinige Summation der Wahrscheinlichkeiten erklären.

Die Verbesserung der Schwellen bzw. der Prozent-Korrekt-Ergebnisse bei den Kombinations-Versuchen kann nicht auf Lerneffekte zurückgeführt werden, da die Kontrollmessungen der Leuchtdichte deutlich zeigen, daß die Versuchspersonen bereits weitgehend ausgelernt hatten und daß es während dieser Versuche keine weiteren signifikanten Lerneffekte mehr gab.

Die Ergebnisse unserer Experimente, die zeigen, daß zwischen den Modalitäten Leuchtdichte und Orientierung starke Interaktionen stattfinden, bestätigen Ergebnisse anderer Autoren, die Interaktionen zwischen verschiedenen Modalitäten mit unterschwelligen oder überschwelligen Reizen untersuchten.

So konnten Ingling und Grigsby [33] zeigen, daß der Teil des parvozellulären Systems, der für die Leuchtdichtewahrnehmung verantwortlich ist, eine wichtige Rolle für die Wahrnehmung der Form und Tiefe beim einäugigen und zweiäugigen Sehen spielt. Rivest und Cavanagh [61], Morgan [50] und Landy [41] stellten fest, daß die Präzision, eine *Kontur* zu lokalisieren, höher ist, wenn man die *Kontur* durch eine Kombination von verschiedenen Modalitäten definiert. Rivest und Cavanagh [61] untersuchten die Detektion der Modalitäten Leuchtdichte, Farbe und Bewegung. Durch ihre Experimente konnten sie zeigen, daß die Wahrnehmung der Position der Kontur einer Modalität durch die angrenzende Kontur einer anderen Modalität positiv beeinflußt wird. In Studien, in denen Farb- und Leuchtdichtereize kombiniert wurden, konnten Interaktionen zwischen den beiden Modalitäten gezeigt werden. So zeigten Knoblauch et al. [40], daß die Zumischung eines Farbkontrastes zu niedrigfrequenten Leuchtdichtegittern (0,26 und 1,3 c/deg) den zur Detektion des Gitters notwendigen Leuchtdichtekontrast um den Faktor 5 reduzierte. Cavanagh et al. [9] konnten eine Summation von Leuchtdichte und Farbe bei der Wahrnehmung bewegter Gitterreize feststellen. Reisbeck und Gegenfurtner [60] zeigten in ihren Versuchen, daß bei Kombination von Kontrast mit Orientierung die Wahrnehmungsschwellen, im Vergleich zu Darbietungen nur einer Modalität, sich verbessern und zwar endsprechend der theoretisch berechneten Wahrscheinlichkeitssummation.

In Gegensatz zu Livingstone und Hubel [45], die postulierten, daß Farbinformationen unabhängig und parallel zu Leuchtdichteinformationen verarbeitet werden, zeigten Gur und Akri [27, 28] durch ihre Experimente, daß sich die Wahrnehmung der Leuchtdichte verbessert, wenn diese mit Farbe kombiniert wird. Genauso verbessert sich die Wahrnehmung von Farbreizen, wenn man diese mit Leuchtdichtereizen kombiniert. Sie stellten auch fest, daß die Kombination von unterschwelligen Farbreizen, also Farbreizen, die *per se* nicht wahrgenommen werden, mit Leuchtdichtereizen zu einer starken Verbesserung der Leuchtdichtewahrnehmung führt. Bei Kombination der Leuchtdichtereize mit Farbreizen war die Detektion des kombinierten Reizes viel besser, als man es anhand der Wahrscheinlichkeitsaddition erwarten würde. Daraus schlossen Gur und Akri [27, 28], daß es Interaktionen zwischen den chromatischen und achromatischen Bahnen gibt. Diese Interaktion erklärten sich Gur und Akri durch das "*additive Einzel-Analysator Modell*", das schon Graham [26] propagierte, und dessen physiologisches Korrelat in den *Farbopponenten-Zellen* (CO-Zellen) der Retina und des Corpus Genikulatum Laterale gefunden wurde. Diese Zellen antworten auf beide Reizmodalitäten, nämlich Farbe und Leuchtdichte, die dieselbe räumliche Frequenz aufweisen [39, 43]. Deshalb ist die Antwort stärker, wenn der Reiz aus beiden Modalitäten kombiniert ist.

Beim Betrachten der Ergebnisse der oben genannten Autoren stellt sich die Frage, ob Leuchtdichte auch mit weiteren Modalitäten wie z. B. Orientierung interagiert und wie stark diese Interaktionen sind.

Durch unsere Experimente konnte gezeigt werden, daß es starke Interaktionen zwischen Orientierung und Leuchtdichte gibt, sogar wenn man unterschwellige Orientierungsreize zur Kombination verwendet. Die Verbesserung der Prozent-Korrekt-Ergebnisse ist auch - wie bei der Kombination von Farbe und Leuchtdichte bei Gur und Akri [27] - stärker als es anhand der Wahrscheinlichkeitsaddition zu erwarten wäre. Das anatomische Korrelat, d. h. Zellen, die gleichzeitig auf Orientierungs- und Leuchtdichtereize reagieren, wie CO-Zellen bei Farbe und Leuchtdichte, wurde jedoch noch nicht eindeutig gefunden.

Erste Ansätze hierzu fanden schon Maunsell et al. [48], die feststellten, daß es beim Affen in der Area V4 Zellen gibt, die für mehr als nur eine Reizmodalität selektiv sind. Es wurden Zellen gefunden, die Selektivität für die Orientierung der Umrisse besitzen, die durch mehrere verschiedene Attribute definiert sind. Außerdem konnten bei Katzen im Corpus Geniculatun Laterale Zellen gefunden werden, die einen gewissen Grad an Orientierungsspezifität zeigen [10, 12, 78, 79]. Untersuchungen von Gegenfurtner et al. [24] zeigten, daß beim Affen die Zellen in V2 keine totale Selektivität für eine bestimmte Modalität aufweisen, sondern daß die Zellen durch mehrere Modalitäten wie z. B. Farbe, Form und Bewegung, gereizt werden können.

4.2.3 Störelement

Die Ergebnisse der Störelement-Versuche (siehe Kap. 3.3.2) zeigen, daß die Leuchtdichte-Zielelement-Schwellen von der Ausprägung des Orientierungs-Störelementes abhängig sind. Dies bedeutet, daß, wenn das Störelement einen *Pop-out-Effekt* besitzt, d. h. aus den übrigen Ablenkelementen *heraussticht*, es auch einen Teil der Aufmerksamkeit der Versuchsperson auf sich zieht. Dies hat zur Folge, daß die Suche nach dem eigentlichen Leuchtdichte-Zielelement schwieriger wird. Nach der Theorie von Wolfe [81] gibt es im visuellen System die sog. *Karten*, die für die Detektion der einzelnen Modalitäten verantwortlich sind. In den Störelement-Versuchen mit dem Leuchtdichte-Zielelement wurden also die *Karten* für beide Modalitäten angeregt. Die Versuchsperson muß dann im zweiten Schritt entscheiden, ob der *Pop-out-Effekt* in der Zielelement-Modalität vorhanden war, und sie mit *Zielelement vorhanden* antworten muß, oder ob nur ein *Pop-out-Effekt* vorhanden war, der in der Störelement-Modalität ausgeprägt war. Deshalb wird die Suche nach dem Zielelement langsamer und die Schwellenwerte werden schlechter. Auch Notdurft [57] folgerte aus seinen Experimenten, daß das *Hervorstechen* eines sich im Kontrast von den anderen Objekten unterscheidenden Elementes nicht auf die Dimension des Zielelementes beschränkt ist. Er postuliert eine *voraufmerksame* Erkennung eines *Pop-out-Elementes* und eine darauffolgende *aufmerksamkeitsgesteuerte* Zuordnung zu einer bestimmten Modalität. So kann z. B. ein Zielelement, das in der gesuchten Modalität nicht heraussticht, trotzdem schnell gefunden werden, wenn es durch eine andere Modalität auffällt.

Bei den Zielelement-Versuchen wird die Ausprägung des Leuchtdichte-Zielelementes durch die PEST-Strategie[8] gesteuert. Das zusätzlich dargebotene Orientierungs-Störelement, das sich an einer beliebigen Stelle unter den Ablenkelementen befinden kann, fällt der Versuchsperson je nach Ausprägung auf. Die Versuchsperson muß entscheiden, ob das *herausstechende* Element die Störelement-Modalität (*Orientierung*) oder die gesuchte Zielelement-Modalität (*Leuchtdichte*) aufweist. Diese Entscheidung macht die Suche langsamer und erschwert sie. Die Leuchtdichte-Schwellen steigen also mit steigender Ausprägung des Orientierungs-Störelementes an.

Theeuwes [72] und Bacon & Egeth [3] zeigten, daß in visuellen Suchaufgaben die Detektion des Zielelementes bei gleichzeitiger Präsentation eines Störelementes einer anderen Modalität erschwert war. Theeuwes [72] zeigte die Beeinträchtigung

[8]Parameter Estimation by Sequential Testing.

der Suchgeschwindigkeit durch ein Störelement für die Zielelement-Modalität Form und die Stör-Modalität Farbe. Theeuwes folgerte, daß das Farb-Störelement die Aufmerksamkeit der Versuchsperson auf sich zog; außerdem besagt seine Hypothese, daß die visuelle Suche von der relativen Ausprägung des *Hervorstechens* der Elemente abhängt und daß das Element mit einer höheren "*Auffälligkeit*" die Suche nach einem weniger auffälligen Element erschwert. Die Zeit, die erforderlich ist um das Zielelement zu identifizieren, das weniger auffällig ist als das Störelement, ist verlängert, da die Aufmenksamkeit automatisch auf das am meisten auffällige Element gelenkt wird.

Folk [23] propagiert die Theorie, daß die Wahrnehmung einer Modalität durch das Darbieten einer Störmodalität nicht beeinflußt wird, wenn die Versuchsperson gezielt ihre Aufmerksamkeit auf die gefragte Modalität lenkt. Die in dieser Arbeit beschriebenen Ergebnisse sprechen jedoch für die Richtigkeit der Theorie von Theeuwes.

Um bei der *parallelen* Suche das Zielelement zu detektieren, müssen die Versuchspersonen ihre Aufmerksamkeit über das ganze visuelle Feld aufteilen. Dies hat zur Konsequenz, daß auch das Störelement fähig ist, die Aufmerksamkeit auf sich zu ziehen. Bei der *seriellen* Suche- dagegen müssen die Versuchspersonen die fusionierte Aufmerksamkeit von einem Element auf das nächste richten. Die Störelemente, die außerhalb der fokussierten Aufmerksamkeit liegen, ziehen diese nicht auf sich [34].

4.3 Gradienten-Sprung-Wahrnehmung

Mit Hilfe der Gradienten-Sprung-Versuche sollte die Frage beantwortet werden, ob die Leuchtdichte-Gradienten ignoriert werden können, d. h. ob die Schwellen für die Gradienten-*Sprünge* von den Gradienten-*Schritthöhen* abhängen oder nicht. Außerdem sollte untersucht werden, ob die Wahrnehmung der Gradienten-Sprünge *parallel* oder *seriell* verläuft, wobei die Messung der Reaktionszeiten an *schwellennahen* Reizen durchgeführt wurde.

4.3.1 Abhängigkeit der Gradienten-Sprünge von der GSW

Die Steigungen der Regressionsgeraden aller Kurven, die die Abhängigkeit der Schwellen von der Gradienten-Steilheit darstellen, zeigen (mit einer Ausnahme) positive Steigungen (siehe Kap. 3.4.1). Mit Hilfe von t-Tests wurde festgestellt, daß diese hochsignifikant von Null verschieden sind. Der Schwellenzuwachs ist proportional zur Grundschrittweite. Die mittlere Steigung der Regressionsgeraden beträgt ca 1. Es besteht also eine Abhängigkeit der Gradienten-Sprung-Schwellen von der Gradienten-Steilheit; der Leuchtdichte-Gradient kann nicht ignoriert werden.

Mit dieser Versuchsreihe sollte auch herausgefunden werden, ob das menschliche visuelle System die verschieden hellen Objekte des Gradienten oder die einzelnen

Gradienten-Schritte, d. h. die Leuchtdichteunterschiede als *Ablenkreize* betrachtet. Würde das visuelle System die einzelnen Objekte, die sehr unterschiedliche Leuchtdichten aufweisen, als Ablenkelemente betrachten, müßten die Schwellen in Abhängigkeit von der Grundschrittweite sehr stark ansteigen, da die Elemente mit steigender Grundschrittweite uneinheitlicher werden. Nach der Ansicht von Duncan und Humphreys [17] wird nämlich die Suche nach einem Zielelement schwieriger, wenn die Ablenkelemente uneinheitlicher werden. Die Sprung-Schwellen steigen jedoch von einem bestimmten Wert, den sie bei der Gradienten-Steilheit von 0 $\frac{cd}{m^2}$ annehmen, linear mit der Grundschrittweite an. Die durchschnittliche Steigung beträgt 1. Dies zeigt, daß die Sprung-Schwelle von der Grundschrittweite abhängig ist, und würde dafür sprechen, daß unser visuelle System die einzelnen subjektiv gleich hohen Gradienten-Schritte (d. h. die Helligkeitsdifferenzen) als *Ablenkelemente* betrachtet. Die Schwellen steigen mit wachsender Grundschrittweite überhaupt an, da man bei höheren Einzelschritten auch größere Differenzen (=Sprünge) benötigt, damit sie sich hervorheben.

4.3.2 Parallelverarbeitung der Helligkeits-Gradienten-Sprünge

Die Versuchsergebnisse (siehe Kap. 3.4.2) zeigen, daß die Reaktionszeiten bei der Detektion schwellennaher Gradienten-Sprünge mit der Objektanzahl sehr schwach ansteigen. Der Anstieg, über alle Darbietungen gemittelt, beträgt 8,46 ms/Element und hat einen Standardfehler von 1,4. Für die Detektion der Darbietungen ohne Sprung beträgt der Reaktionszeitanstieg 9,05 und der Standardfehler 2,2, für die Detektion der Darbietungen mit Sprung 7,87 mit einem Standardfehler von 1,8.

Definitionsgemäß [19] spricht man von Parallelverarbeitung, wenn der Reaktionszeitanstieg pro Element weniger als 15 ms beträgt. Steigt die Reaktionszeit um mehr als 30 ms pro Element, spricht man dagegen von serieller Verarbeitung.

Daraus wird gefolgert, daß die Helligkeits-Gradienten, auch bei schwellennahen Gradienten-Sprung-Ausprägungen, *parallel* verarbeitet werden.

Betrachtet man jedoch die einzelnen Gradienten-Steilheiten getrennt (siehe Tab. 15), so fällt auf, daß die Steigungen der Regressionsgeraden bei steileren Gradienten, d. h. bei höheren Leuchtdichte-Einzelschritten zwischen den Objekten, auch leicht ansteigen. Die Ausnahme bildet der steilste Gradient mit der Grundschrittweite von 9,2 $\frac{cd}{m^2}$, bei dem jedoch aus monitortechnischen Gründen nur zwei Kurvenpunkte gemessen werden konnten. Man könnte also annehmen, daß bei steilen Gradienten die Detektion der Gradienten-Sprünge schwieriger ist. Die Versuchsperson benötigt eine längere Zeit, um die Aufgabe zu lösen. Der Anstieg der Reaktionszeiten pro Element bei wachsender Steilheit des Gradienten könnte dadurch erklärt werden, daß die einzelnen Elemente in ihrer Leuchtdichte immer stärker differieren. Die Leuchtdichte-Einzelabstände zwischen den Elementen werden größer. Dies erschwert die Suche nach dem besonders großen Schritt, der als Sprung definiert wurde. Auch Nothdurft [57] folgerte anhand seiner Experimente, daß die steigende Inhomogenität der Ablenkelemente die Suche nach dem Zielelement erschwert.

Die *parallele* Detektion ist simultane Wahrnehmung der Reizelemente an verschiedenen Orten des Gesichtsfeldes. Dennoch wird bei den Ergebnissen vieler Autoren wie Fahle [19] und Nothdurft [57], sowie bei den hier beschriebenen Ergebnissen ein leichter Anstieg der Reaktionszeit pro zusätzliches Element beobachtet. Palmer [59] erklärt dieses Phänomen durch das Vorhanden von *Rauschen*, das dazu führt, daß die Ausprägung der Reizelemente nur mit einer gewissen, von der Gaußschen Normalverteilung bestimmten Wahrscheinlichkeit von der Versuchsperson wahrgenommen wird. Die tatsächliche Detektion jedes Reizelementes variiert also in einem bestimmten Rahmen. Je mehr Elemente dargeboten werden, desto höher ist die Wahrscheinlichkeit, daß z. B. eine der Gradienten-*Schritt*-Ausprägungen mit der Gradienten-*Sprung*-Ausprägung verwechselt wird. Für die Versuchsperson heißt es, daß sie fälschlicherwiese diesen *Schritt* für einen *Sprung* hält und die Aufgabe falsch beantwortet, oder für die Entscheidung, ob ein Sprung tatsächlich vorhanden ist, längere Zeit benötigt.

Ein weiteres Kriterium der Klassifikation der Detektion zwischen *seriell* und *parallel* stellt das Verhältnis der Reaktionszeiten dar, die die Versuchsperson benötigt, um auf Darbietungen ohne und mit Sprung zu reagieren. Bei der *seriellen* Suche bei den Experimenten von Zacks et al. [86] benötigt die Versuchsperson für das Absuchen eines Reizes ohne Zielelement doppelt so lange wie bei der Suche nach einem Zielelement in einer Darbietung, in der dieses tatsächlich vorhanden ist. In den Gradienten-Sprung-Versuchen entspricht dem *Zielelement* der *Gradienten-Sprung*. Also müßte bei der seriellen Suche das Verhältnis der Reaktionszeit pro Element für das Absuchen der Darbietungen *ohne Sprung* zur Reaktionszeit pro Element bei Darbietungen *mit Sprung* auch zwei betragen. Dies ist darauf zurückzuführen, daß bei Darbietungen mit einem Zielelement die Versuchsperson durchschnittlich nach dem Absuchen der Hälfte der Reizelemente das Zielelement gefunden hat, wogegen sie bei Darbietungen ohne Zielelement jedesmal alle Reizelemente durchsuchen muß, bis sie sich sicher sein kann, daß wirklich kein Zielelement dargeboten wurde. Treisman [77] und Zacks [83, 84] beschreiben, daß das Verhältnis zwischen den Reaktionszeiten pro Element bei der seriellen Suche, von Darbietungen *ohne* zu Darbietungen *mit* einem Zielelement sogar größer als 2:1 sein kann, da die Versuchspersonen die Darbietung wiederholt nach dem Zielelement durchschauen, falls beim ersten Suchdurchgang dieses nicht gefunden werden konnte.

Bei der *parallelen* Suche dagegen, bei der die Versuchsperson simultan alle Objekte betrachtet, ist die zur Betrachtung einer Darbietung mit und ohne Zielelement benötigte Zeit etwa gleich. Bei Fahle [19] benötigten die Versuchspersonen eine etwas längere Zeit für Darbietungen ohne Zielelement als für diejenigen mit einem Zielelement. Die Differenz in den Reaktionszeiten betrug bei seinen Experimenten ca. 10%. Unsere Ergebnisse zeigen, daß das Verhältnis der benötigten Reaktionszeit pro Element bei Darbietungen *ohne Sprung* zu den Darbietungen *mit Sprung* den Wert von 1,15 annimmt. Dieses spricht auch für *parallele* Verarbeitung der schwellennahen Gradienten-Sprünge.

4.4 Vergleich der Leuchtdichte-Zielelement- und der Gradienten-Sprung-Meßergebnisse der Grundschrittweite Null.

Die Messungen der Reaktionszeiten bei Gradienten-Sprung-Versuchen liefern bessere Ergebnisse als die der Leuchtdichte-Zielelement-Versuche. Dies liegt daran, daß unser visuelles System auf den globalen Unterschied zwischen mehreren gleich hellen Elementen zu mehreren gleich dunklen Elementen bei Gradienten-Darbietungen mit der Steilheit Null besser anspricht als auf einen einzigen lokalen Leuchtdichte-Unterschied bei der Zielelement-Aufgabe.

Bei den Gradienten-Versuchen mit der Steilheit Null gibt es mehrere Elemente, die die Zielelement-Eigenschaft besitzen (mehrere hellere Elemente, die die gleiche Leuchtdichte aufweisen); also erhält unser visuelles System gleichzeitig mehr Informationen im Vergleich zu den Leuchtdichte-Zielelement-Versuchen, bei denen es immer nur ein einziges Zielelement gibt.

5 Zusammenfassung

Diese Studie beschäftigt sich mit zwei Fragen und wurde deshalb in zwei Versuchsteile gegliedert.

In der ersten Versuchsreihe wurde mit psychophysischen Methoden die Interaktion zwischen den Modalitäten Leuchtdichte und Orientierung untersucht. Es sollte erstens die Frage beantwortet werden, in welchem Ausmaß die unterschwelligen Reize der Modalität Orientierung die Detektion der Modalität Leuchtdichte verbessern, wenn sie mit diesen kombiniert dargeboten werden. Hierfür wurden den sechs Versuchspersonen auf einem schwarzen Monitorhintergrund 4 bis 14 rechteckige, auf einem imaginären Kreis mit dem Radius von einem Winkelgrad liegenden Reizelemente dargeboten. Das Zielelement unterschied sich von diesen in der Ausprägung der Modalitäten Leuchtdichte und Orientierung. Die Versuche zeigten eine Verbesserung der Leuchtdichte-Zielelement-Schwellen und Prozent-Korrekt-Ergebnisse unter Zumischung der unterschwelligen Ausprägung der Modalität Orientierung. Die Verbesserung war stärker als es anhand der Wahrscheinlichkeitsaddition zu erwarten wäre.

Zweitens sollte in der Versuchsreihe *Interaktion* untersucht werden, ob ein Orientierungs-Störelement, das sich an einer beliebigen Stelle unter den Ablenkelementen befindet, die Leuchtdichte-Zielelement-Schwellen negativ beeinflußt. In diesen Versuchen wurde das Zielelement durch unterschiedliche Leuchtdichte im Vergleich zu den Ablenkelementen definiert. Eines der Ablenkelemente differierte aber zusätzlich in der *Störmodalität* Orientierung. Die Ergebnisse zeigen, daß die Verschlechterung der Leuchtdichte-Zielelement-Schwellen mit steigender Ausprägung des Orientierungs-Störelementes stärker wird. Die Ergebnisse der *Interaktions-Versuche* deuten darauf hin, daß die Modalitäten Leuchtdichte und Orientierung im visuellen System nicht in völlig getrennten Bahnen verarbeitet werden, sondern daß es schon auf frühen Ebenen, also vor der ersten Schwelle, Interaktionen zwischen diesen Modalitäten gibt.

In der zweiten Versuchsreihe wurde untersucht, ob die Wahrnehmung von Helligkeits-Gradienten-Sprüngen von der Steilheit des Gradienten abhängt und ob die schwellennahen Gradienten-Sprünge parallel oder seriell verarbeitet werden. Hierfür wurden Reizelemente dargeboten, die schon bei der Beschreibung der Versuchsreihe Interaktion aufgezeigt wurden, mit dem Unterschied, daß die Ablenkelemente nicht alle die gleiche Leuchtdichte hatten. Die Leuchtdichte der Ablenkelemente stieg im oder gegen den Uhrzeigersinn von einem Element zum nächsten, wobei sie sich innerhalb eines Elementes nicht änderte. Die Leuchtdichteunterschiede zwischen benachbarten Ablenkelementen wurden als *Gradienten-Schritte* bezeichnet. Die Versuchspersonen mußten bei mit Hilfe der PEST-Strategie [71] durchgeführten Schwellenmessungen entscheiden, ob alle dargebotenen Gradienten-Schritte die gleiche Höhe hatten oder ob die Darbietung einen besonders großen

Schritt, den so genannten *Sprung* enthielt. In den Versuchen wurde die Objektanzahl und die Grundschrittweite (d. h. die Leuchtdichtedifferenz zwischen den Ablenkelementen) variiert. Im Folgeexperiment wurden mit schwellennahen Sprung-Ausprägungen bei verschiedenen Grundschrittweiten und Objektanzahlen die Reaktionszeiten gemessen. Anhand der Schwellen-Messungen konnte gezeigt werden, daß die Gradienten-Sprung-Schwellen von der Grundschrittweite abhängen. Anhand der Reaktionszeit-Versuche konnte gezeigt werden, daß die Helligkeits-Gradienten-Sprünge parallel verarbeitet werden.

A Literatur

Literatur

[1] Allman, J. M., Kaas, J. H. (1971). Representation of the visual field in striate and adjoining cortex of the owl monkey (Aotus trivirgatus). *Brain Res. 35*, 89-106

[2] Bach, M., (1995) *Der Freiburger Visustest. Automatisierte Sehschärfebestimmung*, Ophthalmologie (1995) 92: 174-178, Springer-Verlag 1995

[3] Bacon, W. F., Egeth, H. E. (1988). Overriding stimulus-driven attentional capture. *Perception & Psychophysics*, (in press.)

[4] Banks, W. P., Larson, D. W., Prinzmetal, W. (1979). Asymetry of visual interference. *Perception & Psychophysics, 25*, 447-456

[5] Boring, E. G.,(1950). *A History of Experimental Psychology.* New York: Appleton.

[6] Botez, M., I. (1975). Two visual systems in clinical neurology: Readaptative role of the primitive system in visual agnosic patients. *European neurology, 13*, 101-122

[7] Boyton, R. M., Haykoe, M. M., MacLeod, D. I. A. (1977). The gap effect: Chromatic and achromatic visual discrimination as affected by field separation. *Optica Acta 24*, 159-177

[8] Burkhalter, A., Bernardo, K. L. (1989). Organisation of cortico-cortical connections in human visual cortex. *Proc. Natl. Sci. 86*, 1071

[9] Cavanagh, P., Tyler, C. W., Favrean, O. E., (1984). Perceived velocity of moving chromatic gratings. *J. Opt. Soc. Am. A1*, 893-899.

[10] Creutzfeldt, O. D., Nothdurft, H. C., (1978). Representation of complex visual stimuli in the brain. *Naturwissenschaften 65*, 307-318.

[11] Damasio, A., Yamada, T., Damasio, H., Corbett, J., McKee, J. (1980). Central achromatopsia: behavioral, anatomic, and physiologic aspects. *Neurology, 30*, 1064-1071

[12] Daniels, J. D., Normal, I. L., Pettigrew, J. D., (1977). Biases for oriented moving bars in lateral geniculate nucleus of normal and stripe-reared cats. *Expl. Brain Res. 29*, 155-172.

[13] DeYoe, E. A., Van Essen, D. C. (1985). Segregation of efferent connections and receptive field properties in visual area V2 of the macaque. *Nature 317*, 58

[14] DeYoe, E. A., Van Essen, D. C. (1988). Concurrent processing streams in monkey visual cortex. *Trends Neurosci. 2*, 219-226

[15] Dick, M., Ullman, S., Sagi, D. (1987). Parallel and serial processes in motion detection. *Science, 237*, 400-402

[16] Dowling, J. E. (1992). Neurons and Networks. An introduction to Neuroscience. *Cambridge Mass.: Belknap Press*

[17] Duncan, J., Hunphreys, G. W. (1989). Visual search and stimulus similarity. *Psychological Review, 96*, 433-458

[18] Fahle, M. (1990). Parallel, semi-parallel, and serial processing of visual hyperacuity. *In human vision and electronic imaging: Models, methods applications. Proceedings of the International Society for Optical Engineering, SPIE, 1249*, 147-154

[19] Fahle, M., (1991). Parallel perception of vernier offsets, curvature, and chevrons in humans. *Vision Res., 31, Vol. 12*, 2149-2184.

[20] Fechner, G., (1966). *Elements of Psychophysics*, Vol.1, D. H. Howe and E. G. Boring, Eds. New York: Holt, Rinehart and Winston. (Orginalarbeit publiziert: Elemente der Psychophysik. Leibzig (1860))

[21] Fellmen, D. J., Van Essen, D. C. (1991). Distributed hierarchical processing in the primate cerebral cortex. *Cerebral Cortex 1*, 1-47

[22] Finney, D., J., (1962) *Probit Analysis - A Statistical Treatment of the Sigmoid Response Curve*, Cambridge at the University Press, 2nd Edition

[23] Folk, C. L., Remington, R., Johnston, J. C. (1992). Involuntary convert orienting is contingent on attentional control settings. *Journal of Experimental Psychology: Human Perception and Performance, 18*, 1030-1044

[24] Gegenfurtner, K. R., Kiper, D. C., Fenstemaker, S. B., (1996). Processing of color, form, and motion in macaque area V2. *Visual Neuroscience 13*, 161-172

[25] Golomb, B., Anderson, R. A., Nakayama, K., MacLeod, D. I. A., Wong, A. (1985). Visual thresholds for shearing motion in monkey and man. *Vision Research 14*, 813-820

[26] Graham, N., (1989). Visual pattern analyzers. *New York: Oxford University Press.*

[27] Gur, M., Akri, V., (1992). Isoluminant Stimuli may not Expose the Full Contribution of Color to Visual Functioning: Spatial Contrast Sensitivity Measurements Indicate Interaction between Color and Luminance Processing. *Vision Research, Vol. 32, No. 7*, pp. 1253-1262.

[28] Gur, M., Akri, V., (1993). Color Enhances Mach Bands Detection Threshold and Perceived Brightness. *Vision Research, Vol. 33, No. 16*, pp. 2313-2319.

[29] Herzog, M., Fahle, M., *The role of feedback in learning a vernier discrimination task*, (Publikation in Vorbereitung)

[30] Hockfield, S., Totell, R. B. H., Zaremba, S. (1990). Molecular differences among neurons reveal an organization of human visual cortex. *Proc. Natl. Acad. Sci. 87*, 3027

[31] Horton, J. C. (1984). Cytochrome oxidase patches. A new Cytoarchitectonic feature of monkey visual cortex. *Philos. Trans. R. Soc. Lond. B Biol. Sci., 304*, 199

[32] Horton, J. C., Hedley-White, E. T. (1984). Mapping of Cytochrome oxidase patches and ocular dominance columns in human visual cortex. *Philos. Trans. R. Soc. Lond. B Biol. Sci., 304*, 255

[33] Ingling, R. I., Grigsby, S. S., (1990). Perceptual correlates of magnocellular and parvocellular channels: Seeing form and depth in afterimages. *Vision Research, 30*, 823-828.

[34] Jonides, J., Yantis, S. (1988). Uniqueness of abrupt visual onset in capturing attention. *Perception and Psychophysics, 43*, 346-354

[35] Julesz, B. (1981). Texons, the elements of texture perception, and their interactions. *Nature 290*, 91-97

[36] Julesz, B. (1984). A brief outline of the texton theory of human vision. *Trends in Neuroscience, 7*, 41-45

[37] Julesz, B., Bergen, J. R. (1983). Textons, the fundamental elements in preattentive vision and perception of textures. *The Bell System Technical Journal 26(6)*, 1619-1645

[38] Kandel, E. R., Schwartz, J. H., Jessell, O. T. M. (1991). Principles of neural science. *Appleton & Lange, Norwalk, Connecticut; 3 rd edition*, p. 400-480

[39] Kaplan, E., Shapely, R. M., Purpura, K., (1988). Color and luminance contrasts as tools for probing the primate retina. *Neuroscience Research (Suppl.) 8*, S. 151-165.

[40] Knoblauch, R., Jameson, D., Hurvich, L. M., Geller, A. M., (1984). Chromatic factors in threshold and suprathreshold spatial vision. *Investigative Ophthalmology and Visual Science (Suppl.)* 25:232.

[41] Landy, M. S., (1993). Combining multiple cues for texture edge localisation. *In Rogowitz, B. E. & Allebach, J. P. (Eds), Human vision, visual processing and digital display IV. Proceedings of the SPIE, 1913*, 506-517.

[42] Lang, J., (1983) *Ein neuer Stereotest*, Klin.Mbl. Augenheilkunde 182 S. 373-375

[43] Lennie, P., D'Zmura, M., (1988). Mechanisms of color vision. *CRC Critical Reviews in Neurobiology 3*, 333-400.

[44] Livingston, M. S., Hubel, D. H. (1984). Anatomy and physiology of a color system in primate visual cortex. *J. Neurosci. 4*, 309

[45] Livingstone, M., Hubel, D. H., (1987). Psychophysical evidence for separate channels for perception of form, color, movement and depth. *Neuroscience, 7*, 3416-3468.

[46] Logothetis, N. K., Schiller, P. H., Charles, E. R., Hurlbert, A. C., (1990). Perceptual deficits and the activity of the color-opponent and broad-band pathways at isoluminance. *Science, New York, 247*, 214-217.

[47] Lund, J. S. (1988). Anatomical organisation of macaque monkey striate visual cortex. *Annu. Rev. Neurosci. 11*, 253-288

[48] Maunsell, J. H. R., Nealey, T. A., Ferrera, V. P., (1992). Magnocellular and parvocellular contribution to neuronal responses in monkey visual cortex. *Investigative Ophthalmology and Visual Science 33*,S. 901.

[49] Moraglia, G. (1989). Display organisation and the detection of horizontal line segments. *Perception and Psychophysics, 45*, 265-272

[50] Morgan, M. J., (1986). Positional acuity without monocular cues. *Perception 15*, 157-162.

[51] Nagy, A. L., Sanches, R. R. (1990). Critical colour differences determined with a visual search task. *Journal of the Ophtical Society of America, A. 7*, 1209-1217

[52] Nakayama, K., Silverman, G. H. (1986). Serial and parallel processing of visual feature conjunctions. *Nature, 320*, 264-265

[53] Nakayama, K., Silverman, G. H., MacLeod, D. I. A., Mulligan, J. (1985). Sensitivity to shearing and compressive motion in random dots. *Perception 14*, 225-238

[54] Nakayama, K., Tyler, C. W. (1981). Psychophysical isolation of movement sensitivity by removal of familiar position cues. *Vision Research 21*, 427-433

[55] Nothdurft, H, C. (1995). Generalised feature contrast in preattentive vision. *Paper presented on the European Conference of Visual Perception in Tübingen (1995); Perception Volume 24 (Suppl.) EVCP 1995*, 22f

[56] Nothdurft, H. Ch. (1987). Perceptive fields of direction selective neurons in the human visual system. *In Elsner, N. & Creutzfeld, O. D. (eds.), New frontiers in brain research*, p. 180, *Stuttgart: Thieme Verlag*

[57] Nothdurft, H. Ch. (1993). Research note. Saliency Effects Across Dimensions in Visual Search. *Vision Res. Vol. 33,* , 839-844

[58] Olson, R. K., Attneave, F. (1970). What variables produce similarity grouping. *American Journal of Psychology, 83*, 1-21

[59] Palmer, J., Ames, C. T., Lindsey, D. T., (1993). Measuring the Effect of Attention on Simple Visual Search. *Journal of Experimental Psychology: Human Perception and Performance. Vol. 19,* , 108-130.

[60] Reisbeck, T. E., Gegenfurtner K. R. (1998). Effects of Contrast and Temporal Frequency on Orientation Discrimination for Luminance and Isoluminant Stimuli. *Vision Res., Vol. 38, No. 8*, 1105-1117

[61] Rivest, J., Cavanagh, P., (1996). Localizing Contours Defined by More Then One Attribute. *Vision Research Vol. 36,* , 53-66

[62] Rovamo, J., Hyvärinen, L., Hari, R. (1982). Human vision without luminance contrast system: Selective recovery of the red-green colour-contrast system from acquired blindness. *Documenta Ophthalmologica Proceedings Series, 33*, 457-466

[63] Schmidt, R. F., Thews, G. (Hrsg.) (1990) *Physiologie des Menschen*, 24 Auflage, Springer-Verlag Berlin,[Heidelberg, New York, London, Paris, Tokyo, Hong Kong, Barcelona], S 196-200

[64] Schmidt, R. F., Thews, G. (Hrsg.)(1990). Physiologie des Menschen. *Springer Verlag Berlin [Heidelberg, New York, London, Paris, Tokyo, Hong Kong, Barcelona]; 24. Aufl.*, S.249-290

[65] Schmidt, R. F., Thews, G. (Hrsg.)(1990). Physiologie des Menschen. *Springer Verlag Berlin, [Heidelberg, New York, London, Paris, Tokyo, Hong Kong, Barcelona]; 24. Aufl.* ,S.249

[66] Shin, L., Pashler, H., (1992). *Improvement in line orientation discrimination is retinally local but dependent on cognitive set*, Perception & Psychophysics 52(5), 582-588

[67] Shipp, S., Zeki, S. (1985). Segregation of pathways leading from area V2 to areas V4 and V5 of macaque monkey visual cortex. *Nature 315*, 322

[68] Shipp, S., Zeki, S. (1989). The organisation of connections between areas V5 and V1 in macaque monkey visual cortex. *Eur. J. Neurosci. 1*, 309

[69] Spillmann, L., Werner, J. S., (1990) *Visual Perseption: The Neurophysiological Foundations*, Academic Press, Inc., Harcourt Brace Jovanovich, Publishers, San Diego, California 92101, 145-152

[70] Talbot, S. A., Marshall, W. H. (1941). Physiological studies on neural mechanisms of visual localisation and discrimination. *Am. J. Ophthalmol., 24*, 1255-1264

[71] Taylor, M. M., Creelman C. D., (1967). PEST: Efficient Estimates on Probability Functions, J. Acoust. Soc. Am. 41, 782-787

[72] Theeuwes, J. (1994). Stimulus-Driven Capture and Attentional Set: Selective Search for Color and Visual Abrupt Onsets. *Journal of Experimental Psycholgy: Human Perception and Performance, Vol. 20, No. 4*, 799-806

[73] Tootell, R. B. H., Silverman, M. S., De Valois, R. L., Jacobs, G. H. (1983). Functional organization of the second visual area in primates. *Science 220*, 737

[74] Treisman, A. (1985). Preattentive processing in vision. *Computer Vision, Graphics, and Image Processing, 31*, 156-177

[75] Treisman, A. (1986). Features and objects in visual processing. *Sci. Am. 254 (5)*, 114-126 (Merkmale und Gegenstände in der visuellen Verarbeitung. *Spektrum der Wissenschaft. Januar 1987*)

[76] Treisman, A., Gormican, S. (1988). Feature analysis in early vision: Evidence from search asymetries. *Psycholigical Review, 95*, 15-48

[77] Treisman, A., (1991). Search, similarity, and the integration of features between and within dimensions. *Journal of Experimental Psychology: Human Perception and Performance, 17*, 652-676.

[78] Vidyasagar, T. R., Heide, W., (1984). Geniculate Orientation biases seen with moving sine wave gratings: implications for a model of simple cell afferent connectivity. *Expl. Brain Res. 46*, 157-169.

[79] Vidyasagar, T. R., Urbas, I. V., (1982). Orientation sensitivity of cat LGN neurones with and without inputs from visual corticae areas 17 and 18. *Expl. Brain Res. 46*, 157-169.

[80] Westheimer, G., Hauske, G. (1975). Temporal and spatial interference with vernier acuity. *Vis. Res. 15*, 1137-1141

[81] Wolfe, J. M. (1994). Guided Search 2.0. A revised model of visual search. *Psychnomic Bulletin & Review 1 (2)*, 202-238

[82] Wolfe, J. M., Cave, K. R., Franzel, S. L. (1989). Guided search: an alternative to the feature integration model for visual search. *J. of Experimental Psychology: Human Perception and Performance, 15(3)*, 798-813

[83] Zacks, J. L., Zacks, R. T., Hildebrandt, W. H., (1987). Automatic and effortful visual search in older adults: Preliminaries to the study of changes of perceptual organisation in aging. *Paper presented at the First Cognitive Aging Conference, Atlanta, GA.*

[84] Zacks, J. L., Zacks, R. T., Hildebrandt, W. H., (1988). An age-dependent memory effect on visual search performance. *Paper presented at the annual meeting of the Psychonomic Society, Chicago.*

[85] Zacks, J. L., Zacks, R. T., Cutting, J. C., Gerard, L., Horwitz, T., (1990). Converging evidence for the influence of task and stimulus factors on visual search rates in aging: A nonreaction time measure of visual search rates. *Paper presented at the Third Cognitive Aging Conference, Atlanta, GA.*

[86] Zacks, J. R., Zacks, R. T., (1993). Visual Search times Assesed Without Reaction Times: A New Method and an Application to Aging. *Journal of Experimental Psychology: Human Perception and Performance, Vol. 19, No. 4*, 798-813.

[87] Zeki, S. (1976). The functional organization of projections from striate to prestriate visual cortex in the rhesus monkey. *Cold Spring Harbor Symp. Quant. Biol., 40*, 591-600

[88] Zeki, S. (1978). The cortical projections of foveal striate cortex in the rhesus monkey. *J. Physiol. 277*, 227

[89] Zihl, J., von Cramon, D., Mai, N., Schmid, C. (1991). Disturbance of movement vision after bilateral posterior brain damage. *Brain, 114*, 2235-2252

B Danksagung

Bedanken möchte ich mich bei allen, die zum Gelingen dieser Arbeit beigetragen haben und mir mit Rat und Hilfe beigestanden sind. Herrn Prof. Dr. M. Fahle danke ich ganz herzlich für die Überlassung des Themas und für die hervorragende Betreuung. Bei Mark Repnow möchte ich mich für die Erstellung der für die Messungen nötigen Programme und für die kompetente Unterstützung bedanken. Bei Sebastian Schreiber bedanke ich mich für die fachliche Computerberatung und immer ein offenes Ohr für kleinere und größere Probleme. Allen Mitarbeitern und ganz besonders Levente Galli, Barbara Zenger, Michael Herzog und Jakob Thiersch danke ich für die Hilfsbereitschaft, all die fachlichen Diskussionen und das angenehme Arbeitsklima im Institut. Ich danke auch sehr herzlich allen meinen geduldigen und gewissenhaften Versuchspersonen. Nicht zuletzt danke ich ganz besonders meinen Eltern für ihr Vertrauen und ihre großartige Unterstützung in jeder Hinsicht.

C Lebenslauf

Am 21. Mai 1972 wurde ich, Alexandra Justina Grodon, in Laurahütte/Oberschlesien als Tochter von Joachim und Christine Grodon, geb. Groner, geboren.

Zwischen 1979 und 1986 besuchte ich die Hanka-Sawicka-Elementarschule in Laurahütte/Oberschlesien. Von 1987 bis 1992 war ich Schülerin des Otto-Hahn-Gymnasiums in Ostfildern und bestand dort 1992 das Abitur.

Im selben Jahr begann ich mein Studium an der Medizinischen Fakultät der Eberhard-Karls-Universität Tübingen. Dort legte ich 1994 die Ärztliche Vorprüfung ab. 1995 folgte der erste Teil der Ärztlichen Prüfung. Im Sommer 1996 famulierte ich in der Georgetown University Clinic in Washington DC auf dem Gebiet der Neurologie und im Frühjahr 1997 am National Institute of Health in Bethesda auf dem Gebiet der Augenheilkunde. Im Jahre 1998 legte ich den zweiten Teil der Ärztlichen Prüfung ab. Im Anschluß absolvierte ich das 'Praktische Jahr' an den Universitätskliniken in Tübingen mit dem Wahlfach Augenheilkunde. Am 7.5.1999 schloß ich mein Medizinstudium mit dem dritten Abschnitt der ärztlichen Prüfung erfolgreich ab.

Am 15.06.1999 begann ich meine Facharztausbildung in Augenheilkunde an der Universitäts-Augenklinik Tübingen in der Abteilung für Neuroophthalmologie und Pathophysiologie des Sehens unter Leitung von Professor Dr. E. Zrenner.